我们是历史

2

藏在国宝背后的故事

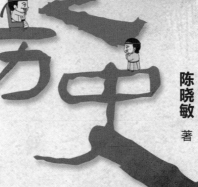

陈晓敏 著

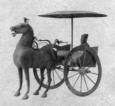

北京理工大学出版社
BEIJING INSTITUTE OF TECHNOLOGY PRESS

‖ 序

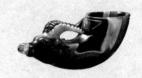

旅行，已经成为现代人生活不可或缺的一部分。去一个地方旅行时，因为陌生，好奇心会使人们不断地追寻，这是为什么，那是为什么。如何能够快速又深入地了解一个地方，最好的办法莫过于去当地的博物馆。因为每一座博物馆所收藏的历史文物，最能够代表一个时期的审美情趣和历史价值。每件文物背后一定会有一段精彩的故事，每段故事就是一段历史。历史是什么？历史就是时间累积，也是时间的记忆。每个人、每个家庭、每个乡村、每座城镇、每个国家，都有着独一无二的历史。因而一个国家的历史就是一个国家的记忆。我们都知道如果一个人记性不好，做事无序，就会影响他的人生。同样，一个国家不善于总结分析历史，在当下就会犯错误，所以才会有"读史使人明智"的说法。最重视历史的国家非中国莫属，中国从商代开始就有了专门的史官。因此，中国的历史资料也是最多的，仅一套"二十四史"就有四千万字，可谓浩如烟海，汗牛充栋。所以才会有"不读中国史，不知中国的伟大"的说法。

天地玄黄，沧海桑田，中国万花筒般的历史，色彩斑斓、千变万化。中国古人以无穷的智慧将中国千万年的历史浓缩在一件件文物之上，那些距今几千年甚至几万年的历史文物，它们曾是当时人们物质生活中不可或缺的生活用具。这些器物以它的形象、性能、用途、制作方法，等等，从不同的侧面忠实地记录了中华民族的历史。中华文明在历史长河中，创造了丰富而灿烂的历史文化，但是随着时间的推移，我国原有的传统文化大量沉寂成了博物馆养在"深闺"的没有生命的"化石""睡美人"。针对这一情况，习总书记提出了"让收藏在博物馆里的文物、陈列在广阔大地上的遗产、书写在古籍里的文字都活起来，让中华文明同世界各国人民创造的丰富多彩的文明一道，为人类提供正确的精神指引和强大的精神动力"的观点。由此，博物馆人改变工作思路，让更多有故事的藏品走到了前台，古朴典雅的瓷器，沧桑厚重的青铜器，栩栩如生、气韵浑然天成的书画作品，不仅让人们感受到了文物本身的魅力，而且感受到了千年中国传统文化的力量。岁月失语，唯物能言。

《我们是历史：藏在国宝背后的故事》以全新的视角解读五千年中国史。本书带领读者穿越古今王朝，探访先贤智者，重点讲述国宝背后鲜为人知的故事和曲折经历。在引人入胜、跌宕起伏的故事中，探寻中华文化魂魄，让读者置身其中，领略中华文化的价值与魅力。

从头骨化石到宋元明清的器物，从江南水乡到草原大漠，用文物讲述历史，用文物梳理钩沉中华文化，厘清中华文明独特的审美、发展脉络和价值观，为更多青少年、历史文物爱好者揭开文物神秘的面纱，打开历史探索之门。此书摒弃了"长篇论述""晦涩难懂的专业术语"，以短小的篇幅适应新时代文化传播特征，让繁忙的现代人通过碎片化的时间，可以"快速充电"，让更多人了解中华文化之源，在不知不觉间读懂中国五千年文明史，增强文化自信心，自觉传承中华优秀传统文化。

中国社会科学院民族学与人类学研究所研究员
契丹文字专家　　刘凤翥

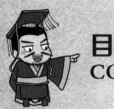

目录
CONTENTS

四牛鎏金骑士贮贝器
——古滇人无声的史书 / 7

马王堆一号墓 T 形帛画
——羽化成仙的阶梯 / 13

素纱禅衣
——两千年前的时尚罩衣 / 19

金缕玉衣
——皇恩浩荡的奢华安抚 / 24

长信宫灯
——意味深长的陪嫁品 / 31

"五星出东方利中国"护膊
——被唤醒的丝路见证 / 38

汉委奴国王金印
——中日交流的见证 / 44

铜奔马
——大汉王朝的风流 / 49

漆木屐
——千年前的"人字拖" / 56

白玉杯
——崇尚简朴的曹魏光芒 / 63

《宣示表》
——魏晋老臣的拳拳之心 / 68

《平复帖》
——史上最贵书信 / 75

《洛神赋图》
——绢本上的连环画 / 83

《兰亭集序》
——东晋名士的一场盛会 / 91

番外：东晋名士"大趴" / 98

彩绘人物故事漆屏
——漆画里的君臣之意 / 100

太原北齐徐显秀墓壁画
——上流社会的奢华日常 / 108

竹林七贤与荣启期砖画
——南朝墓室的最高等级"装修" / 117

《游春图》
——方寸之地尽显千里 / 124

《步辇图》
——个传奇求婚使者的觐见 / 132

番外：禄东赞的回忆 / 142

《八十七神仙卷》
——大唐道教的烙印 / 144

鎏金舞马衔杯银壶
——盛唐气象的见证 / 152

葡萄花鸟纹银香囊
——皇室贵妇们的必备品 / 158

玛瑙兽首杯
——来自异域的那抹风情 / 163

三彩骆驼载乐俑
——张丝路巡回乐团的演出照 / 169

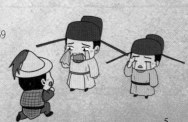

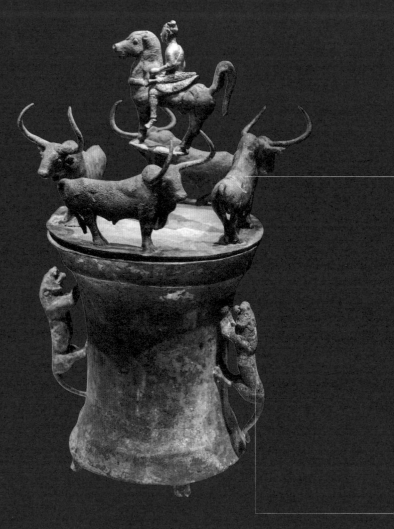

时　　代　西汉

尺　　寸　高 50 厘米，盖径 25.3 厘米

属　　性　储蓄罐

出 土 地　云南省晋宁石寨山 10 号

收 藏 地　云南省博物馆

地　　位　国家一级文物，镇馆之宝

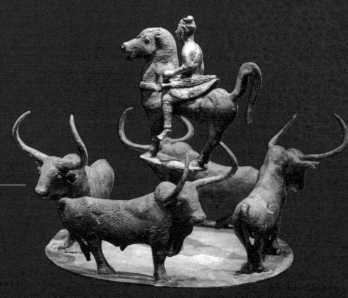

四牛鎏金骑士贮贝器

——古滇人无声的史书

瘤牛，又称犎（fēng）牛，长有上而弯的大长角，颈上有高而隆的瘤，垂皮发达，壮圆的身躯，粗长的尾巴。在古滇，具有特殊地位。

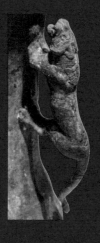

虎形耳，虎做向上攀登状，张口欲噬。在古滇，虎是权力和神秘力量的象征，图腾意味比较浓重。

公元前 2 世纪开始，在亚欧传统农耕文明地区有三个并立的强盛帝国，自东向西依次为大汉、帕提亚人的安息和罗马。

汉武帝治下的大汉帝国凿空西域，开辟了丝绸之路，并以绝对的优势强力压制了自己强悍的对手——匈奴。

处于大汉帝国与罗马帝国丝绸之路上的安息帝国，凭借自身优势成为商贸中心，有力地支援了帝国强劲对外扩张之势。

而罗马则在与迦太基的布匿战争中胜出，称雄整个地中海，并通过马其顿战争控制了希腊，还与安息帝国合作，重创了塞琉古帝国，终在公元 1 世纪前后扩张成为横跨欧亚非的大帝国。

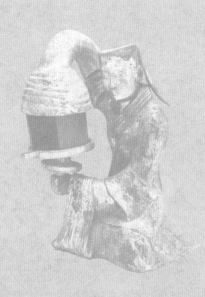

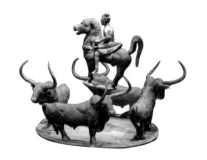

四牛鎏金骑士贮贝器——

古滇人无声的史书

▣ 西南有古滇

说起云南，相信很多人都不陌生。可是提起古滇，却是鲜为人知。实际上，古滇统治的区域就是现在云南的滇池地区，它的东面是历史上因"自大"而出名的夜郎，北面是邛（qióng）都，西面的洱海区域是昆明。

历史上记载的有名有姓的第一代滇王，是战国时期楚国的将军庄蹻（qiāo）。公元前298年，他受楚顷襄王之命南征，带领一支军队顺长江而上，夺取巴郡和黔中郡以西的地区。公元前286年，庄蹻平定滇池（今云南昆明一带）后，欲回楚国汇报情况，不巧赶上秦夺取了巴蜀地区，切断了他回国的后路。于是庄蹻就在滇

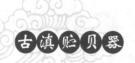
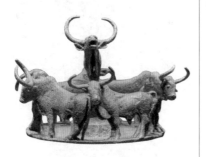
七牛虎耳贮贝器

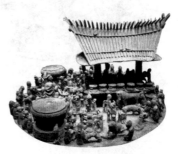
诅盟场面贮贝器

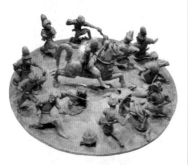
战争场面贮贝器

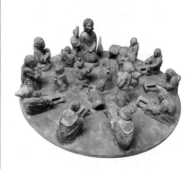
纺织场面贮贝器

地称王，易服从俗，融入当地生活的同时，将楚国先进文化和生产技术带入，加速了当地社会和经济发展。

公元前109年，汉武帝派兵征讨云南，滇王投降，请置吏入朝。大汉王朝就在此设置益州郡，赐"滇王之印"，允许滇王继续管理当地人民。随着汉朝郡县制进一步推广，东汉时滇人已完全同化。

青铜贮贝器

20世纪50年代，在云南晋宁石寨山、江川李家山等地，发现了古滇墓葬群。这里出土的大量青铜器，造型写实而生动，以形式各样的青铜贮贝器最为瞩目。

贮贝器就是现在的"存钱罐"，是古滇青铜器中的独有器物，是滇王和贵族用来盛放海贝和珍宝的宝箱。古滇本身没有文字，但见于后世的贮贝器盖上所铸的祭祀、农事、纺织、战争、盟誓等场面，凝固了当时的一幕幕社会场景，定格了重大历史事件的瞬间，成为后世探究古滇神秘历史的"无声史书"。

财富与权力的象征

在所有出土的贮贝器中，四牛鎏金骑士贮贝器是古滇财富与权力的象征。整器束腰圆桶形，带足，腰部两侧各饰一攀爬形虎耳。器盖上四牛绕柱，柱子之上一位骑马前望的鎏金骑士似在观察敌情。骑士结发于顶，短袖长袍，束带窄裤，腰佩一柄带鞘短剑。

古滇地区畜牧业比较发达。当时的家畜、家禽主要有牛、马、羊、猪、狗和鸡、鸭等品种，其中以牛的数量最多。因为牛在当地被奉为"五谷之神"，又代表着财富，因此人们在贮贝器器盖上也不吝自己对它的喜爱。

因为当时的古滇是一个奴隶制国家，所以人物中奴隶主与贵族的形象在滇国的青铜器上也很常见。在古滇，贵族出行男子骑马，女子乘肩舆（轿子），平民只能以步行为主。此器以众牛环绕一位鎏金佩剑骑士，显然在昭告世人：地位显赫的他是一位重要人物，不是奴隶主，就是贵族。

◿◺ 贮贝器 ◿◺

古滇特有的、用来贮存贝币的青铜器。目前云南各处出土的贮贝器约有百件，按照形状的不同，贮贝器大体分为两种：一种是桶状，腰部略细，底部有三足或四足；另一种是铜鼓形，中空。贮贝器的腰部常饰立体的动物，盖子上则装饰动物或人物立体雕像，极为生动而丰富的场景，真实地反映了当时的社会生活。

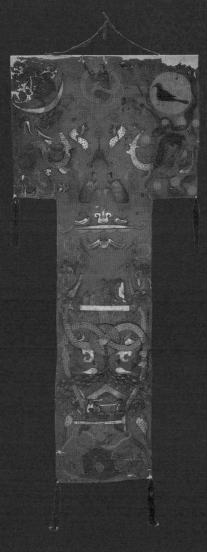

马王堆一号墓 T 形帛画

——羽化成仙的阶梯

时　　代	西汉
尺　　寸	长 205 厘米，上宽 92 厘米，下宽 47.7 厘米
属　　性	引魂幡
出 土 地	长沙马王堆一号汉墓
收 藏 地	湖南省博物馆
地　　位	国家一级文物，镇馆之宝，首批禁止出国（境）展览文物之一

1971 年 12 月，湖南长沙马王堆 366 医院挖筑防空洞现场，天气灰蒙蒙的，挖土机的轰鸣声正不紧不慢地响着。突然，一个洞穴内蹿出了一簇蛇状的蓝色火焰，灼伤了正想抽烟的院务处处长，引发了在场众人的惊恐和混乱。接到消息的工兵部队紧急出动，紧张地搜查过后，并未能找到预想中的未知炸弹。这丛神秘的火焰却越烧越旺，各种处理办法均不奏效，最后只能靠泥袋堵住孔洞，火焰才渐渐熄灭。一番折腾后，闹哄哄的工地冷清了下来，由于害怕，工人们集体罢工了。

消息传到湖南省博物馆专家耳中时，他却眼前一亮：按经验来说，这工地下面一定是个货真价实的古墓，而且没有被盗墓贼干扰过，保存完好！一个月后，一切准备就绪，马王堆一号汉墓正式发掘。当推土机小心翼翼地清理掉一部分封土后，隐藏了千年的墓口露了出来。随着考古队员对墓葬深处的推进，一个震惊世界的发现浮现在了世人面前……

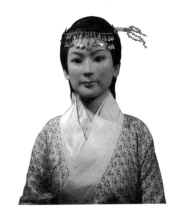

羽化成仙的阶梯

马王堆一号墓T形帛画——

长沙国

公元前 202 年，汉高祖刘邦称帝建立西汉后，改秦朝郡县制为郡国制。衡山王吴芮封地长沙国，以临湘为都，成为吴氏长沙国第一任长沙王。吴氏王权共传 5 代，至汉文帝时因无嗣被撤除，前后共 46 年。汉景帝时又重置长沙国，庶子刘发为刘氏长沙国的第一任长沙王。刘氏长沙国共传 7 代 8 王，存 146 年。

吴氏长沙王在西汉初期拥有行政和官吏任免权，王位世代相袭。王以下，设丞相、御史大夫、尉及各县县令（长）等官职。刘氏长沙国时，诸侯国势力已经大为削弱，不但管理范围大幅缩水，封国内政务和官吏任免权也被收归中央，已经跟一个直辖郡相差无几了。

⑤ 轪侯夫人辛追

　　辛追是长沙国临湘侯辛夷的女儿，长沙国丞相利苍的妻子。西汉时，诸侯国群臣之首的丞相，都是由中央政府委派，对诸侯王有着监督和监护之职责，同时也是汉廷与地方关系的纽带，可谓位高权重。利苍原是湖北荆州人，后因功而被封为轪（dài）侯。大约是在汉高祖九年或十年（公元前198年或公元前197年），利苍带着夫人辛追与刚满周岁的儿子利豨（xī）来到长沙国任职。

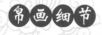

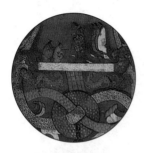

墓主西向升天

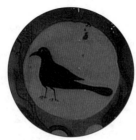

日中黑乌

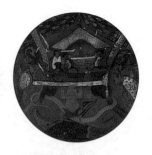

黄泉鲸鳌和力士

辛追与利苍之间的爱情故事，后人只能靠猜测去脑补，但这个在 50 岁生日那年、吃了很多最爱的甜瓜后与世长辞的轪侯夫人，留给世人的不只是雕刻着精美花纹的铜镜、颜色艳丽的漆制化妆盒、种类繁多的首饰、绣着美丽图案的丝质衣服，还有一具世界上保存最好的湿尸及堪称最精美的引魂幡。

E 最精美的引魂幡

汉时人们笃信死后灵魂不灭，可入天界，所以盛行厚葬，希望生前的富贵和权势能够一直延续。因此在葬仪中用以表示招魂、导引后随葬的旌幡，着实都下了很多功夫。

辛追的 T 形引魂幡用单层的细绢作地，上宽下窄，顶部裹有一根竹竿，系以棕色丝带，以便张举悬挂。帛画所描绘的内容自上而下可分为天上、人间、地下三部分，天界内两龙守护的人首蛇身的神居中央，扶桑神树在其左，上栖 9 个太阳。右边是清冷月宫，蟾蜍口衔灵芝，嫦娥望月而升。神的脚下守天门之人拱手相对。

人间是墓主人升天图。彩帛帐幔分飘，朱雀瑞兽相伴下辛追拄杖而立，两男跪迎，三婢相送。下端玉璧垂磬，列鼎而食，奢华一如往昔。

地下描绘的则是神话传说中的阴间。古代传说"天圆地方"，大地是由鲸鳌驮着力士托住，浮在茫茫无际的大海之上。赤裸的力士托起象征大地的平板，脚踏双鱼，胯下赤蛇与青白二龙相绕，灵龟衔芝，背驮猫头鹰。

整个帛画想象瑰丽，画面和谐自然，色彩浓烈，写实与装饰工巧相结合，是中国现存最古老、保存最完整、艺术性最强的汉代彩绘帛画。

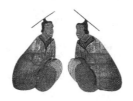

帛画

帛画是中国古画种之一，指中国传统绢本画以前的以白色丝帛为材料的绘画。约兴起于战国时期，至西汉发展到高峰。以朱砂、石青、石绿等矿物颜料，运用工笔重彩的技法绘制，描绘人物、走兽、飞鸟及神灵、异兽等形象，色彩丰富鲜艳，线描规整劲利。

素纱禅衣

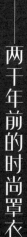

——两千年前的时尚罩衣

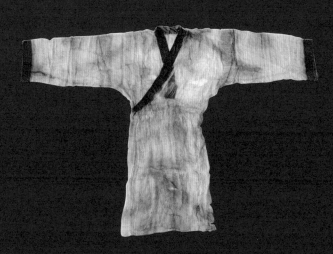

时　　代　西汉

尺　　寸　衣长 128 厘米，通袖长 190 厘米，袖口宽 29 厘米，腰宽 48
　　　　　厘米，下摆宽 49 厘米

重　　量　49 克

属　　性　罩衣

出 土 地　湖南长沙马王堆一号汉墓

收 藏 地　湖南省博物馆

地　　位　国家一级文物，镇馆之宝，首批禁止出国（境）展览文物之一

1983 年 10 月的一天，湖南省博物馆解说员国红刚如往常一样准点打开陈列厅的大门，眼前的一幕让她发蒙：国家特拨专款、省馆专馆陈列的马王堆汉墓出土的 38 件文物全不见了，仅留一地碎玻璃。她跌跌撞撞地跑出去报了警，很快一个由省市领导牵头的专案组成立。

现场勘察、群众走访、刑侦分析、嫌疑人排除……正当所有人都忙得团团转也没线索时，丢失的文物却自己"跑"回来了。在省馆和烈士公园交界的围墙下，一个无名包裹里装了 15 件被盗漆器；几天后，邮局柜台上又莫名出现一个寄往湖南省博物馆的包裹，里面有 13 件失窃文物，那件闻名世界的素纱禅（dān）衣也在其中。

然而，这原本并不是唯一的一件素纱禅衣，还有一件 48 克的禅衣在这件大案的罪犯——17 岁的许反帝追求畸形刺激的路上，被溺子无底线的母亲帮他销赃而冲进了下水道，再也没有找回来……

素纱禅衣——

两千年前的时尚罩衣

E 贵夫人的独特装扮

利苍到长沙国上任后不久，就遇到邻国淮南王英布叛变一事。英布是第一任长沙王吴芮的女婿、第二任长沙王吴臣的姐夫，利苍就劝说吴臣诱杀英布。事成之后，利苍和吴臣之子吴浅均被封侯。利苍成为第一代轪侯，他的儿子利豨为第二代轪侯。利苍于高后三年（前185年）去世时，夫人辛追还未满30岁。

依据汉墓所出土的陪葬品，后人估计轪侯家的资产在一亿钱以上。这种巨富之家，就在西汉初期也数不出几个来，辛追过的奢华生活可想而知。

西汉时，衣服早已不是用来御寒与遮羞的物品，而是修饰容颜、衬托身份的工具。爱美，是人的天性，更何况是有条件随心所欲装扮自己的贵夫人辛追。为了更加突出自己的美丽与高贵，这位聪慧的女人发明了衣服叠穿法，就是将一件轻薄的纱衣罩在华美和尊贵的锦服外面，既增加了服装的层次感，又衬托出自己与众不同的柔美飘逸。

追不上的经典

辛追的这件罩衣交领、右衽、直裾，因无颜色和衬里，出土遣册（古时记录随葬物的清单）称其为"素纱

同墓出土同馆所藏

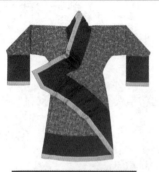

罗地信期绣曲裾重缘袍

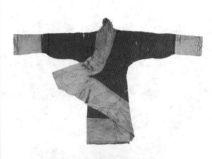

朱红菱纹罗曲裾式丝绵袍

禅衣"。素纱，一般指未经染色的纱织物。如果除去袖口和领口的重量，禅衣只有25克左右，折叠后甚至可以放入火柴盒，可谓"薄如蝉翼""轻若烟雾"。

禅衣由蚕丝织造，丝缕极细，堪称古代版的"透视装"，它自出土之后便震惊了全国。为了更好地对它进行研究，当时有一些专家想通过现代技术复制同物，然而13年后，才复制出一件，重量还比原件多出0.5克，足见西汉初期的养蚕、缫丝、织造工艺之高。

汉服款式

汉服源自黄帝制冕服，定型于周朝，在汉朝时形成体系，是汉民族的传统服饰，以交领、右衽为主要特点。系带，宽衣大袖，有礼服、常服和特种服饰之分。从形制上来讲，分为三大类：上下连裳式深衣，有直裾（前后衣襟方形平直）、曲裾（衣襟斜绕）之分，此外还有袍、直裰、褙子、长衫，为日常生活所穿；上下分开的深衣，是君主、百官出席隆重仪式的礼服，主要指冕服和玄端（玄色礼服）；襦裙，属常服，有齐胸、齐腰和对襟之分。

金缕玉衣

——皇恩浩荡的奢华安抚

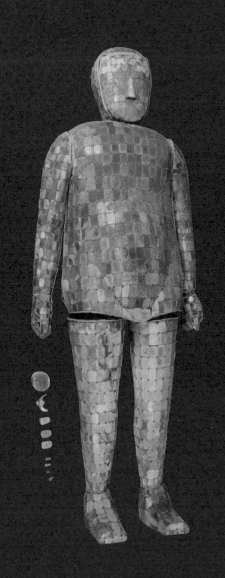

时　　代	西汉
尺　　寸	全长 1.88 米，玉片 2498 片，金丝重 1100 克
属　　性	殓服
出 土 地	河北省满城陵山一号汉墓
收 藏 地	河北博物院
地　　位	国家一级文物，镇馆之宝，首批禁止出国（境）展览文物之一

公元前138年，刚刚入秋的中山国迎来了一道圣旨，宣中山王刘胜与代王刘登、长沙王刘发、济川王刘明一起进京朝见天子汉武帝。对于这位心智和手腕都胜于常人的异母弟弟，刘胜心里明白，要想安稳地保住后世子孙的荣华富贵，唯有坚守帝王家的底线——安于即得。只是"七国之乱"阴影仍在，大臣们对于诸侯王的百般挑剔，让这些皇室贵胄动辄得咎，实在是难受。

兄弟们见面，汉武帝自然设家宴盛情款待。觥筹乐舞中，刘胜忽然悲从中来，泣不成声，让汉武帝大为惊讶。借着酒劲，刘胜把这些年官吏肆意欺凌诸侯王的事都说了出来，感慨兄弟们虽为皇亲，却被群臣视为异类，消息不通，手脚不展，还不敢抱怨，实在是过于苦闷和忧伤。

汉武帝听完，笑着劝慰说："这有何难，哥哥不必为这事伤心。你等且放宽心，咱大汉朝的心胸还是有的。"于是，在刘胜跟兄弟们还没离开长安时，优待诸侯、废止检举文书的诏书就已经传递下去了。

皇恩浩荡的奢华安抚

金缕玉衣——

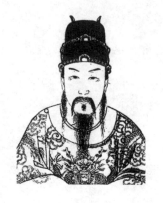

皇权之寒

历史上的中山国最早由战国时中山武公所建，国土嵌在燕赵之间，夹缝中艰难求生存，虽在赵武灵王时辉煌一时，但终究在公元前296年为赵所灭。公元前154年，年仅11岁的刘胜被父亲汉景帝封为中山王，辖常山郡北部诸县，同年"七王之乱"爆发。这个少年目睹了一场成人世界里的混乱和血腥，皇权与亲情的狰狞让他刻骨齿寒，在无数个寒夜里惊起。

据史料记载，长大后的刘胜只追求三件事：喝酒、听歌、爱美人。他曾说"王者当日听音乐，御声色"，也就是说作为一个诸侯王，不需要勤奋好学，也不需要试图建功立业，只要听听音乐、喝喝酒、亲近亲近美人就够了。为此，他没少受自己同母兄赵王刘彭祖的指责。

中 山 靖 王

刘胜（公元前165年—前113年），汉景帝刘启的第八个儿子，汉武帝刘彻的异母兄。其母贾夫人生了两个儿子，即他和哥哥刘彭祖（初为广川王，后为赵王）。

刘胜的中山国东接涿郡，西邻常山郡，南连巨鹿郡，北至代郡，治所在卢奴县（今河北定州），在西汉初的封国之中，面积和人口数都算靠前的。

年少时的刘胜并不像成年后表现得那样，只会吃喝玩乐。他才思敏捷，文学修养甚高，口才很好，也擅长表达，这点从他面见汉武帝时借机控诉诸侯王被官吏欺压之事，就可见一斑。

当时在宴会上，他是这样表达的："臣听说悲伤的人听不得抽噎的声音，忧愁的人听不得叹息的声音。所以高渐离在易水之上击筑时，荆轲低头而不食；雍门子周鼓琴，孟尝君为之悲伤。现在臣心中积压许多忧伤，每当听到幽妙的音乐时，就会不知不觉地涕泪横流。

"众人一起吹气就能让山移动，群集而飞的蚊子声就像雷鸣，人们结伴就可以抓住凶猛的老虎，十个男子同时发力就可以弄弯铁椎。所以周文王被拘禁羑（yǒu）里，孔子被围在陈、蔡，这就是众人成风、累积生害的结果。臣远离京师，没有亲人和朋友能替我说话，众口一词，可以置人于死地。轻微物件装载多了也可使车轴折断，鸟羽丰满就可以飞翔，但惊飞后又遇罗网，就难免让人潸然流涕。

"臣听说白天的日光可透阴，夜晚的明月可见蚊虫。但如果云气密布，白昼也昏暗；尘埃散布，泰山也难见。为什么？因为有东西遮蔽。如今臣远离京师，消息阻塞，而谗言之徒蜂拥而生，我也无法听到什么，臣只能为自己不能辩解而暗暗伤心。

"臣听说土地庙里的老鼠不能用水灌，房屋里的老鼠不能用烟熏。正是因为老鼠托身的地方不同的原因啊。臣虽轻微，但有幸得到皇上重用；地位虽卑下，但也受封为东方藩臣。就血缘而言，我是皇上的兄长。现在的朝廷群臣，与皇上之间既没有血缘亲情，又没有承担国家重任，却结党营私，任意私议，打击和排斥宗室皇亲，离间我们骨肉亲情，臣私下为此很悲伤。这就是伯奇流离失所、比干身首分离的原因。《诗经》上说'我心忧伤，犹如春杵不停捣；和衣而卧长叹息，忧伤更易催人老；心里苦闷说不完，刺痛头脑难安眠'，这说的就是我啊。"

最高规格的殓服

获得安乐的刘胜远离了权力，得以53岁善终，除去女儿，儿子多达120余人。他死后葬于今河北满城县陵山上，谥号为靖，史称中山靖王。

因为他的安分守己，汉武帝特批：允许他与发妻窦绾各以一套象征帝王贵族身份的金缕玉衣陪葬。要知道，这种殓服可不是谁都能有的，这可是皇帝死后才能

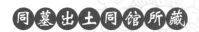

同墓出土同馆所藏

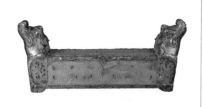

鎏金镶玉铜枕

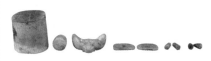

玉九窍塞

享受的待遇，诸侯王、公主级别使用银缕玉衣，大贵人、长公主只能使用铜缕玉衣。

刘胜身上的那件完整玉衣，由头罩、上身、袖子、手套、裤筒和鞋6个部分组成，共用玉片2498片，由1100克金丝编缀而成。头部脸上盖有眼、鼻和嘴形象，内有玉眼盖、鼻塞；上衣由前后片、左右袖筒组成；下裤除左右裤筒外，还配有生殖器罩盒和肛门塞。玉片形状不一，有长方形、正方形、梯形、三角形、四边形、多边形等，各角穿孔，边缘以红色织物锁边，裤筒处裹以铁条锁边，做工十分精细。

金缕玉衣

玉衣也称"玉匣""玉柙"，是汉代皇帝和高级贵族死后穿的殓服，由金丝编缀玉片而成，外观与人体形状相同。其起源可以追溯到东周时的"缀玉面幕""缀玉衣服"，到三国时曹丕下诏禁用玉衣，共流行了四百年。除了金缕玉衣，还有用银丝编缀的"银缕玉衣"，用铜丝编缀的"铜缕玉衣"和用非金属织丝编缀的"丝缕玉衣"。

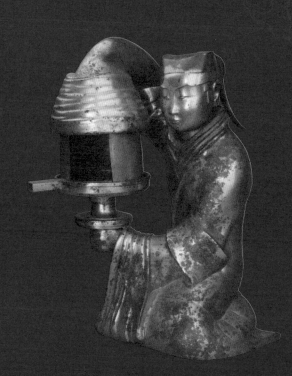

长信宫灯

——意味深长的陪嫁品

时　代	西汉
尺　寸	通高 48 厘米，宫女高 44.5 厘米，重 15.85 千克
属　性	照明灯具
出 土 地	河北满城汉墓
收 藏 地	河北博物院
地　位	国家一级文物，镇馆之宝，首批禁止出国（境）展览文物之一

1968 年，在距河北满城县城西一千多米的小村子里竟然真的发现了大墓，消息让村里的老人们惊喜异常。在一代代的口口相传中，他们只知道自己祖祖辈辈都是为王侯守墓，"守陵村"的村名也是这么来的，但具体为谁守，墓地又在哪里，在漫长岁月的变迁中，已经没有人能说得清了。

这个因国防施工而意外发现的大墓，在郭沫若等专家到来之后，很快就有了结论：这是西汉的中山靖王刘胜墓。而且依据汉代王与王后同墓地不同穴的制度，刘胜妻子窦绾的墓也在附近被发现。

由此，中国保存最完整、规模最大的山洞宫殿——满城汉墓横空出世。在满城汉墓出土的一万余件文物中，高品级的文物就多达4000余件。举世闻名的"金缕玉衣""长信宫灯""错金博山炉""朱雀衔环杯"均出土于此，它们曾代表中国出访世界30多个国家和地区并展出，所到之处皆获得一片赞誉……

意味深长的陪嫁品

E 独特的陪嫁品

精美独特的长信宫灯原本属阳信夷侯刘揭所有，因刘揭之子刘中意参与"七国之乱"，导致阳信封国被除，家财被充公。凭借造型和工艺别致，长信宫灯入宫后被送往汉景帝生母窦太后处。

中山王刘胜到了大婚年龄时，窦太后把自己喜欢的族女窦绾许给他为王妃，长信宫灯作为窦太后送出的女方陪嫁品一同进入王府。也许，窦太后选择此宫灯作为陪嫁自有其深层含义：在"七国之乱"阴霾尚未消散干净的时候，大权在握的太后自是希望自己喜欢的窦绾能成为刘胜的贤王妃，辅助中山王安分守己地享受既得的荣华富贵，为后世子孙积福。

强 势 太 后

公元前135年，天现彗星，大汉王朝的"太皇太后五月崩"，与汉文帝合葬霸陵，遗诏将自己宫中所有财物都赐予唯一在世的女儿——馆陶长公主刘嫖。

这位自吕后以来在大汉王朝上留下深刻印记的女子，名叫窦漪房，因家世清白以清河郡良家子身份入宫伺候吕后。阴差阳错中，她被赏赐给代王刘恒，并育了

同墓出土

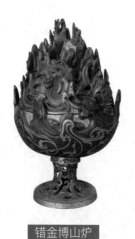

错金博山炉

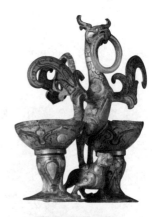

铜朱雀衔环杯

一女二男。吕后去世后，代王刘恒回京即位，是为汉文帝，窦漪房被立为皇后（后因病失明），长子刘启为太子（后汉景帝），次子刘武封王，女儿刘嫖封长公主，食邑馆陶。

汉文帝去世后，窦漪房成为皇太后。她权倾朝野，宠次子刘武，几欲让汉景帝传位于弟弟。她喜欢黄老之术，要求汉景帝和窦家子弟都读黄帝和老子的著作。汉景帝死后，儿子汉武帝刘彻即位，窦漪房又成了太皇太后。她不喜欢汉武帝崇尚儒家学说，就把支持汉武帝新政的官员们下狱的下狱，免职的免职。年轻的汉武帝慑于窦太后的势力，隐忍不发，表面上重用忠于窦太后的大臣，暗地里发展自己的人脉。

终于，在汉武帝21岁这年，把持朝政多年的窦太后去世了。从此，大汉王朝在雄心勃勃的汉武帝领导下，开创了一个强盛、繁荣的局面。

"中华第一灯"

陪嫁品长信宫灯，青铜制，表面镀金，是由头部、身躯、右臂、灯座、灯盘和灯罩六部分分铸而组装成的。跽坐宫女身体中空，一手托座，一手提罩，神态宁静，

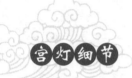

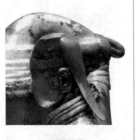

发髻

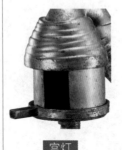

宫灯

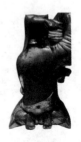

跽坐

面容安详。右臂宽大的袖管自然垂落为顶，与灯的烟道相通，蜡烛点燃后，烟在"虹吸原理"下会顺着袖管进入事先注满水的体内沉积，不会大量飘散到周围环境中，有效保持了室内清洁。嵌于灯盘铜槽之中、可左右开合的灯罩，能任意调节灯光的照射方向、亮度和强弱。

铜灯上共刻有"阳信家""长信尚浴"等铭文9处，共65字，为后人研究它的流向提供了依据。

E 满城汉墓

满城汉墓位于河北省保定市满城区陵山主峰东坡，山形如椅，内建西汉中山靖王刘胜及其妻窦绾的陵墓。墓结构仿照夫妻两人生前所住宫殿而建，主要由墓道、车马房、库房、南北耳房和前后堂组成。为防止进水，墓内还有完善的排水系统。

满城汉墓凿山而成，墓室中还修建了木结构瓦房和石板房，是中国目前保存最完整、规模最大的山洞宫殿。里面规模庞大，陪葬品奢华丰富，出土的 1 万多件文物中，仅金银器、玉石器、铜器、铁器等精品便有 4000 多件，夫妻两人身上套的金缕玉衣，更是异常珍贵。

除此之外，刘胜夫妇还给世人带来了很多个惊喜：4 枚金针、5 枚银针、"医工盆"，以及小型银漏斗、铜药匙、药量、铜质外科手术刀等成为迄今发掘出土的质地最好、时代最早、保存最完整的医疗器具；计时器铜漏壶是迄今出土的年代最早的一个古天文学器物；一件玻璃盘和两件耳杯是迄今考古发现最早的国产玻璃容器……

青铜灯

中国古代青铜材质的照明工具之一，以盛油或插烛的盘为主，中有柱，下有底，盛行于战国至汉晋。青铜灯造型繁多，有人、鸟、兽和树形等，复杂的灯还设有可以开合的门，用以调节气流和照明度，如著名的长信宫灯。

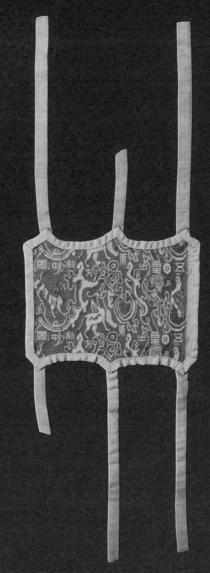

「五星出东方利中国」护膊

——被唤醒的丝路见证

时　　代	西汉
尺　　寸	长 18.5 厘米，宽 12.5 厘米
属　　性	护膊
出 土 地	新疆和田地区民丰县尼雅遗址
收 藏 地	新疆维吾尔自治区博物馆
地　　位	国家一级文物，镇馆之宝，首批禁止出国（境）展览文物之一

公元前138年，汉武帝派张骞出使西域，中国史籍中第一次有了西域36国的记载。当时在这片沙漠内的绿洲和周边地区存在很多繁华的城邦，位于尼雅河畔的"精绝古国"就是其中之一。

两千多年前的"精绝古国"以农业为主，因为是丝绸之路的必经之地，商贾云集，繁华富庶。然而几百年后，当大唐玄奘西行取经东归时，却发现传说中的"精绝古国"和尼雅河凭空消失，只留下一个"芦草荒茂"的尼壤城，这是"精绝古国"在世人眼中最后的样子。

1995年，尼雅Ⅰ号墓地现世，这个当年名列"全国十大考古发现"的项目让"精绝古国"再次走进了人们的视线。从这里出土的一件华丽织锦上，清晰地传递了古人对中国的一个神秘预言：当岁星、荧惑、镇星、太白和辰星这五星同时出现在天空之中，中华必将腾飞……这件汉代古帛由此被誉为"20世纪中国考古学最伟大的发现之一"。

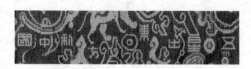

被唤醒的丝
路见证

路见证

被唤醒的丝

『五星出东方利中国』护膊——

▣ "精绝古国"

据《汉书·西域传》的记载，"精绝古国"位于昆仑山下，塔克拉玛干大沙漠南缘，全国480户，人口3360人，其中能战之人500位。全国长官除国王外，还设有精绝都尉、左右将军、译长各一人。

别看国家小，但因地处丝绸之路上的咽喉要地，迎接着丝绸之路上南来北往的客商，国家倒也富庶繁华。在这里，只要价格合适，西亚的玻璃器，希腊风格的艺术品，印度的棉制品，中原地带的漆器、铜器、纸和丝质品等都可以买到。东汉后期，"精绝古国"成为日益强大的"鄯善古国"（即闻名于世的楼兰）的一个州；唐朝时"精绝古国"的都城称尼壤城，却已衰败不堪；清时称之为尼雅城。

"精绝古国"（现称尼雅遗址）如今是一片静寂的世界，流沙中只有摇摇欲坠的古屋和佛塔，以及那黄沙中时隐时现的木棺和白骨，提醒着人们这里曾经的过往。直到神秘的国宝级文物——"五星出东方利中国"出土，它才被从历史的长河中唤醒。

五星出东方利中国

古人信奉"天人感应"，因此星占是中国古代天文学观测的主要内容之一，历朝历代都设有专门的机构负责天文观测，来预测战争胜负、王位安危、年成丰歉、水旱灾害等重大事件。

古人把天上星辰分为三垣二十八宿，与地上的九州和郡国相对应，被称为"分野"，目的就是用天象变化来预测人间祸福。在中国古代星占术中，五星指水星（辰星）、金星（太白）、火星（荧惑）、木星（岁星）和土星（镇星）；"中国"则指黄河中下游的京畿地区及中原。当肉眼可见的五颗星同时出现于东方天空，形成"五星连珠"或"五星聚会"现象时，则"中国"诸事皆利，尤其是在军事方面。

三星聚，可"改立王公"；四星聚，国内会大乱；五星聚的天象极为罕见，因此在古代星占学上具有非比寻常的意义。《史记·天官书》中记载："五星分天之中，积于东方，中国利。积于西方，外国用兵者利。五星皆从辰星而聚于一舍，其所舍之国可以法致天下。"

讨伐南羌的吉兆

公元前61年，汉宣帝派年逾70的老将赵充国平

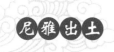

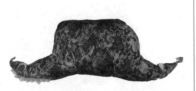

"延年益寿大宜子孙"锦鸡鸣枕
（新疆维吾尔自治区博物馆藏）

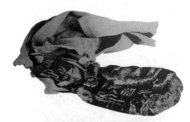

"元和元年"锦囊
（新疆和田博物馆藏）

定南羌。为鼓舞士气和催促进军，他亲自赐书："今五星出东方，中国大利，蛮夷大败。"从尼雅1号墓中出土的这件汉代蜀地织锦护膊，就很可能见证了这次中原王朝为维护西域安定的军事行动。

该织锦呈圆角长方形，方寸不大却内涵丰富：红、黄、蓝、白、绿五色经线呼应阴阳五行，凤凰、鸾鸟、麒麟、白虎、芝草瑞兽齐现，祥云伴五星出没。"五星出东方利中国"8字镶嵌其中，和谐聚汇，祥瑞太平。

汉军胜利后，这件随军出征的护膊被当时的"精绝古国"国王收藏。他生前相当珍视它，死后亦把它当作自己的灵魂守护之物带入坟墓。

▭▭ 尼雅遗址 ▭▭

位于中国新疆的民丰县北约150千米处的沙漠中，是汉晋时期精绝国的故址。内有散落房屋居址、佛塔、寺院、城址、冶铸、陶窑、墓葬、果园、水渠、涝坝等各种遗迹约百余处，其中还发现了大量佉（qū）卢文木牍及羊皮文献，是新疆古文化遗址中规模最大、保存状况良好、极具学术研究价值的大型遗址之一。

汉委奴国王金印
——中日交流的见证

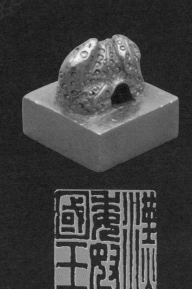

时　　代　东汉
尺　　寸　边长 2.3 厘米，印台高约 0.9 厘米，通体高约 2.2 厘米
属　　性　王印
出　土　地　日本福冈市志贺岛
收　藏　地　日本福冈市博物馆
地　　位　日本一级国宝

对于公元 1 世纪的世界来说，罗马帝国和帕提亚帝国风头依然强劲，两国之间虽然明面上和风习习，但暗地里的较劲从未停止过。

中亚地区，大月氏翕侯部统一五部，创立了贵霜帝国，并很快达到鼎盛，疆域从今日的塔吉克斯坦绵延至里海、阿富汗及印度河流域。

在东亚，中国大汉王朝由刘秀续写。与西亚的贸易关系随着丝绸之路的深入而更加频繁；正处于弥生时代的日本列岛各国，与中国和朝鲜半岛交往频繁；朝鲜半岛上这时有许多部落和政权并存，局面一直维持到中国三国两晋时代。

这一世纪，由西向东，罗马帝国、安息帝国、贵霜帝国和大汉帝国一起，连成了一条从苏格兰高地到中国海、横贯欧亚大陆的文明地带，从而使各帝国在一定程度上能相互影响。

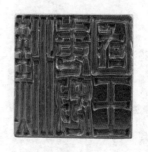

中日交流的见证

汉委奴国王金印——

▣ 倭国与金印

倭国，是中国对日本的旧称。1 世纪前后的日本列岛散落着大大小小数百个小国家，据《汉书·地理志》中记载："乐浪海中有倭人，分为百余国，以岁时来献。"公元 57 年，位于九州岛的一个国王遣使入洛阳朝贡，汉光武帝为嘉许其远来恭敬之情，特赐金印一枚；三国时，魏明帝曹睿曾封九州岛东北部的邪马台女王卑弥呼为"亲魏倭王"，并颁赐紫绶金印一枚及礼物若干；公元 5 世纪时，大和国统一了日本列岛各国，7 世纪后半叶天皇将国名正式改为日本，意思为"太阳升起的地方"。

　　1784年，日本福冈市志贺岛上的一个农民在拓宽水路时，偶然从一块大石下面发现了一颗刻有"汉委奴国王"的金印。正研究中国古典文学的儒学家龟井得知后，出百两黄金购买未能如愿，金印最终被当地的领主黑田获得。数百年后，金印被捐献给了日本福冈市博物馆。1954年日本将此印定为"一级国宝"，出土金印的志贺岛为此还建了一座金印公园。

质疑之声

　　金印为纯金铸成，印体方形，蛇钮，阴刻篆体字"汉

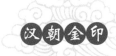

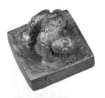

滇王之印
（中国国家博物馆藏）

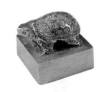

广陵王玺金印
（南京博物院藏）

委奴国王"。按古时"五行始终说"历史观，汉朝属于火德，所以金印上铭刻的"汉"字右下角有个"火"字。

自金印现世以来，围绕它的争议也不断，很多日本的中国史专家都认为它是伪造的。1956年，中国云南晋宁县石寨的滇王墓中出土了一枚汉"滇王之印"，1981年在扬州邗江区又发现了一枚汉"广陵王玺"，让这种怀疑之声逐渐变弱。中日两国出土的这三枚金印在质地、字体、印钮和尺寸大小上，均符合汉制且极为相似，进一步证实了两国交往的渊源关系。

ᢙᢙ 印玺 ᢙᢙ

中国传统文化代表之一，又称印章，古人封发物件时，把印盖于封泥之上，以作信验。有官印和私印之分，春秋时已出现，战国时普遍。最初用于商业交流货物时的凭证，秦汉后多称帝王之印为玺。材制有金、银、铜和玉石，印钮多为动物形状。

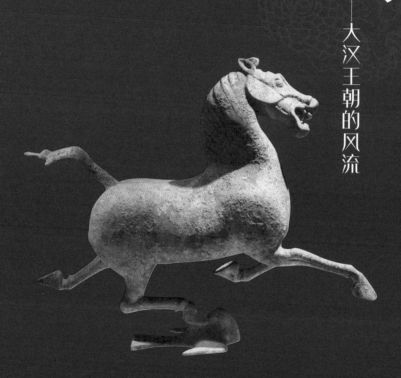

铜奔马

——大汉王朝的风流

时　　代　东汉晚期

尺　　寸　高 34.5 厘米，长 45 厘米，宽 13 厘米

重　　量　7.3 千克

属　　性　相马模型 / 明器

出 土 地　甘肃省武威市雷台汉墓

收 藏 地　甘肃省博物馆

地　　位　国家一级文物，镇馆之宝，首批禁止出国（境）展览文物之一

1969 年，鉴于国际环境的变化，中国进入了全民备战的紧张气氛。9 月 10 日，甘肃武威县新鲜人民公社新鲜大队第 13 生产队的村民们正在雷台热火朝天地挖着防空洞。一个村民挥舞着镢头猛地刨了下去，只听"咔嚓"一声，大家立即意识到挖到了什么东西，于是都停止挖掘，围了上来。一人将浮土层刨开后，露出了一块砖头，然后是一排墙体。

嚯，大发现哪！众人七手八脚将墙体拆开，借着手电筒的微光，小心翼翼地进入古墓，通道内黑乎乎的，砖缝中伸出的大柳树根经风一吹，像长了很多手脚的妖怪阴森森地渐渐逼近。突然，不知是谁惊恐地大喊了一声，吓得村民们纷纷往外逃，只剩下个别胆大的村民相互鼓励深入墓内——竟然惊喜地发现了大量的"老东西"。他们用麻袋将这些文物统统装起来，还列了清单。

后来这批文物被存入甘肃省博物馆，直到郭沫若前来第一眼就发现了它……

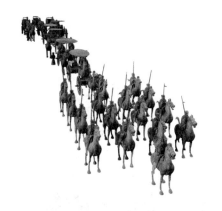

铜奔马——

大汉王朝的风流

E 河西四郡

中国内地通往西域的要道——西北首府所在地"河西走廊",素有"通一线于广漠,控五郡之咽喉"之称,因其天然富足和战略意义而被历代兵家所重视。春秋至汉,这里先后被西戎、月氏、匈奴等少数民族所据,汉时在此设郡驻兵,经略此地,设立了历史上有名的河西四郡:酒泉郡、武威郡、张掖郡和敦煌郡。

夏禹时封少子于雍州西戎;西周时,戎、狄两族居住于此;东周时月氏驱逐乌孙而独居河西;秦时,匈奴强大,赶走月氏后,匈奴右贤王占据河西,休屠王和浑邪王分辖黑河东和黑河西。

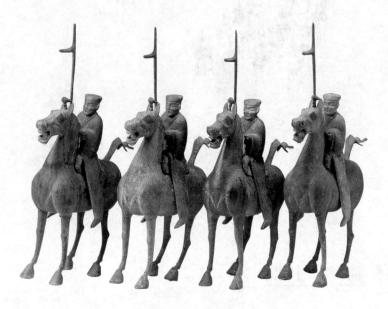

持戟武士仪仗俑

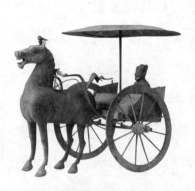

铜轺车

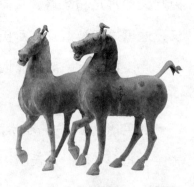

铜马俑

西汉时，骠骑将军霍去病击败匈奴，休屠王和浑邪王归汉，置河西四郡：黄河以西的酒泉郡设立最早，因"城下有金泉，其水若酒"而名；河西走廊东端的武威郡，原为休屠王领地，为显示霍去病的武功军威而命；河西走廊中段、以"张国臂掖，以通西域"而得名张掖郡；原为浑邪王领地、河西走廊最西端的敦煌郡是随后从酒泉和武威两郡中分出而设。

地下仪仗队

公元 36 年，盘踞河西的窦融归汉，东汉王朝接管河西，中原移民和一些减刑后的罪犯进入张掖、武威、酒泉等地，带动了这一带经济的兴盛。

东汉中期以后，羌人起义不断，为平定羌人起义，汉王朝在河西地区大规模用兵。当时镇守张掖的最高长官姓张，死于一场惨烈的战役。幸存的手下最后只在战场上寻到了他的一条腿，后把他跟他的妻子一同安葬于威武雷台。

由于张将军生前非常喜欢马，人们就铸造了 99 件栩栩如生的铜车马陪葬。浩浩荡荡的群马飞腾里，人俑与车队相得益彰，一幅将军出巡图呼之欲出。在雄伟的车马仪仗队最前列，一匹急速飞驰的骏马遥遥领先，速度之快甚至踏过了一只飞燕而不觉。

骑兵"伴侣"

作为抗击匈奴的社会效应，两汉成为中国骑兵发展的黄金时期，轻骑无甲，配弩和战马；重骑着甲，配矛、刀等近战武器和高头大马。而骑兵最亲密的伴侣——马匹自然成为汉王朝最为重视的资源。

马匹成为国家战略资源后，影响了汉代政治和民族关系的走向。西汉时张骞通西域的一个重要原因就是替汉武帝寻求西域的宝马。而且，为了更好地服务于战争对大量马匹的需求，汉朝还专门确立了官马制度，除官方马政务，还用免徭役的办法鼓励民间养马，尤以河西走廊的养马业更兴盛。至今由霍去病亲建、位于张掖山丹的军马场依旧是世界上最大、最古老的军马养殖基地。

马踏飞燕

出土于武威雷台的铜奔马昂首嘶鸣，矫健强壮，三足腾空，一足超掠飞燕。飞燕的吃惊回望，更增强了奔马疾速前行的动势。按良马式的标准，铜奔马集中了河西马、大宛马、蒙古马等马种的优点，体现了河西走马的典型对侧步，突显了凉州骏马凌空万里的不凡气质。

在尚马习俗的汉代，马就是财富的象征，斗志昂扬的骏马更是汉朝人勇武豪迈气概的反映。因此，别具一格的铜奔马，在1983年10月被国家旅游局确定为"中国旅游标志"。

马政

中国历代政府对官用马匹的牧养、训练、使用和采购等管理制度的总称。萌芽于商，春秋时为统治者所重。秦时骑兵的天下闻名与历代秦王重视马政密切相关。西汉建立了一整套马匹牧养和管理的严格制度。唐时马政建设规模更是空前，大量优质马匹被引入中原，改良了中国西北地区的马种。清朝中后期，随着国力的衰落，马政逐渐荒废。

漆木屐

——千年前的『人字拖』

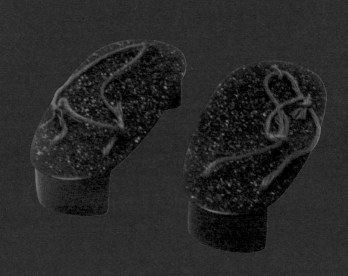

时　　代　三国（孙吴，复原图）

尺　　寸　长 20.5 厘米，宽 9.6 厘米，厚 0.9 厘米

属　　性　鞋子

出 土 地　安徽省马鞍山市朱然墓

收 藏 地　马鞍山市博物馆

地　　位　国家一级文物，首批禁止出国（境）展览文物之一，20 世纪
　　　　　80 年代中国考古十大发现之一

当时间进入 3 世纪后，东西方世界不约而同地进入帝国解体的动乱时代。

东亚，中国东汉末年的乱世为纷出的英雄提供了耀眼的舞台，导致了魏、蜀、吴三国鼎立；罗马帝国则在塞维鲁王朝不太成功的统治结束之后，彻底结束了盛世时代，其间还出现了所谓的"三十僭主"同时在位的混乱局面；安息帝国被来自波斯的萨珊家族推翻，虚弱的贵霜帝国已经失去了对其疆域的控制，面临境内分崩离析的局面。

这一时期，世界范围内的游牧民族迁徙在很大程度上改变了中西方主要国家的社会构成和国际环境，为未来两个世纪的大变革埋下了种子。

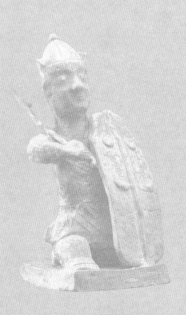

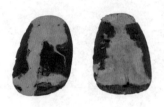

千年前的『人字拖』

漆木屐——

名 将 朱 然

朱然（182年—249年），原名施然，三国时吴安国将军朱治的外甥。《三国志》评其："终日钦钦，常在战场；临急胆定，尤过绝人。" 朱然年少时同孙权一起读书学习，友情深厚。孙权统领江东时，步入仕途的朱然凭其才能，战功累累，尤以江陵保卫战名震四方，被授予当阳侯。

公元220年，重臣吕蒙病死之前，在孙权面前力荐朱然镇守江陵。221年夷陵之战中，朱然与陆逊合力大破刘备，拜征北将军，封永安侯。223年，魏国派曹真、夏侯尚、张郃等将率领重兵攻打江陵。考虑到朱然手下能战的士兵只有5000人，孙权先后派遣了两拨军队前去支援，都没能成功。面对敌众我寡的局面，朱然毫无惧意，先是沉着坚守，后趁曹魏军队出现战术漏洞之际，果断出击，攻破敌军两个阵营。不仅如此，他还果断地扼杀了一起内部的反叛事件。6个月后，毫无寸功的曹魏军队只好退兵。

此役后，朱然"名震敌国"。依靠不凡的战功，朱然成为孙吴政权后期的顶梁柱。249年，当他因病去世时，孙权极度悲恸（tòng），穿素服志哀。

E 东 吴 大 墓

朱然墓是1984年6月马鞍山市纺织厂进行基建时无意间发现的，虽然早年被盗，但考古人员仍从里面清理出了140余件精美文物，绝大部分都为漆木器。

土坑砖室结构的朱然墓，坐北朝南，阶梯式墓道，"人字纹"铺地砖，"四隅券进式"墓顶（即墓室四角各起四分之一圆弧，向中间部分合拢），是目前为止发掘的东吴墓葬中墓主身份最高、规模最大的一座。14

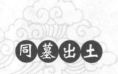

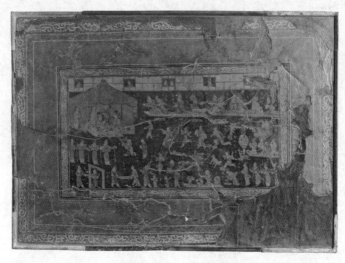

宫闱宴乐图漆案

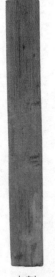 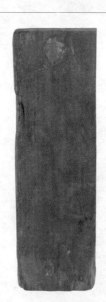

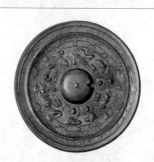

环绕式神兽镜

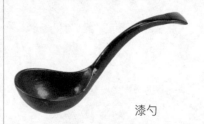

木刺　　　　　　木谒　　　　　　　漆勺

件长条形木片"刺"和 3 枚长方形木板"谒"（类如现代名片）、60 余件精美漆器、32 件成熟青瓷、6000 枚三国钱币……再现了三国时期南方的社会经济和生活。朱然墓发掘后在国内外，尤其是在日本产生了强烈反响，引起了中日文化历史渊源的探讨。

E 漆木屐的轰动

从朱然墓出土的漆木屐有 1700 多年之久，屐板和屐齿由一块木板刻凿而成。圆头屐板下有前后两个屐齿，三个系孔，彩绳早已腐朽不见。通体髹（xiū）黑红漆，上镶嵌有彩色小石粒，亦早已脱落。整体小巧精致，周身施以漆绘，应为朱然妻妾的随葬物品。

一直以来，木屐跟日本文化联系在一起，日本人把木屐称为"国粹"，甚至还曾上报过联合国申请物质文化遗产，然而却被联合国否决了。联合国认为木屐最早发源于中国，唐朝时由日本的遣唐使和留学生带回日本流传至今，这一定论引起了很多日本学者的非议。朱然墓中这双漆木屐的出现，不但平息了这场争论，还掀起了中日文化学者探索日本木屐文化和中国历史渊源的热潮。

木屐的历史

其实，木屐在中国属最古老的足衣。穿木屐，一是为了方便在雨天和泥上行走，二是为了防止脚部被带刺的杂草划伤。

我国新石器晚期遗址就曾出土木屐残片；春秋战国时，木屐就已被普遍使用；汉时，有些地方出嫁女子的嫁妆里必须有一双新的彩系带木屐；魏晋时，木屐流行，开始有男方女圆的区别。

宋时受妇女缠足和皮鞋流行的影响，木屐多用作雨鞋使用。明清之后，靴子普及，布鞋形式也多样，传统木屐慢慢淡出中国人的视线。

木屐

一种两齿木底鞋，因多用木料制成，故名。鞋面若为帛，称为帛屐；若为牛皮，则称作牛皮屐。通常由屐底、绳带和屐齿三部分构成。屐底由木头制成，上穿小孔用来穿绳带；屐齿前后各一个，高度为6~8厘米。据《庄子》记载，木屐是晋文公重耳为纪念功不言禄的介子推而创。

白玉杯

——崇尚简朴的曹魏光芒

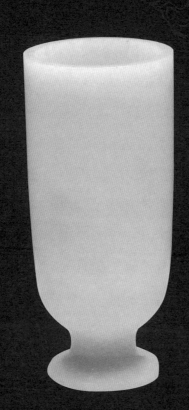

时　　代	三国（曹魏）
尺　　寸	高 11.5 厘米，口径 5.2 厘米，底径 4 厘米
属　　性	酒器
出 土 地	河南省洛阳市涧西区曹魏正始八年墓出土
收 藏 地	洛阳博物馆
地　　位	国家一级文物，镇馆之宝

1956年，洛阳矿山机器厂的兴建工地上热闹非凡，作为国家"一五"期间的重点工程之一，大家都憋着一股劲，力争早点完工投产。然而，谁也没想到，他们会与一座古墓不期而遇，拖慢了进程。

等考古队闻讯赶到时，发现古墓几乎早已被盗空了，考古人员只在一个丢在地上的铁帷帐架上找到了"正始八年"的铭文。"正始"是三国时曹魏齐王曹芳的年号，古墓的年代算是明晰了，但墓主人的身份却无法追寻了。

考古小组队员们惋惜地叹了口气：原本"寒酸"的魏墓与动辄千金的汉墓就没法比，如今又被盗窃一空，看样子是没什么大收获了。

就在大家准备着手深入墓穴，研究墓葬形制时，一个眼尖的人突然在角落里发现了一个圆泥坨，仔细清洗出来之后，大伙儿的眼睛都直了：发现宝了，好完美啊……

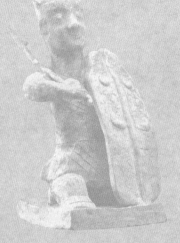

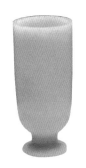

崇尚简朴的曹魏光芒

白玉杯——

极简之美

这件被意外发现的白玉杯，直口筒状，圆盘状矮足，虽已历经千年，但水洗后依然通体洁白温润，握之圆润流畅，虽没有任何纹饰，却给人一种古朴的优雅之感。杯子是用一整块新疆上等和田白玉雕琢而成，玉质莹润细腻，微微泛青，精湛的抛光手艺让杯子在光线下通透异常。

魏晋时期，社会动荡不安，在天灾和人祸面前，生命的脆弱和人生的无常让士人阶层开启了对人生意义和天地规律方面的高度探究，逐渐形成了崇尚自然、超然物外、随遇而安的"魏晋之风"。

"清水出芙蓉，天然去雕饰"，静置中的守拙抱朴，此玉杯完美地体现了魏晋的时代风格。

薄葬制度

　　秦汉时期，尤其是两汉，天下安定，国库充盈，厚葬之风盛行。史书记载"天下贡赋三分之，一供宗庙，一供宾客，一充山陵"。然而东汉末年的连年战乱，使得天下财力空虚，薄葬渐起。

　　曹操与曹丕父子俩力推"薄葬"，不但在日常生活

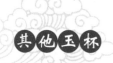

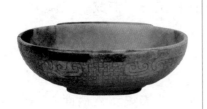

战国晚期·玉耳杯
（美国国立亚洲艺术博物馆藏）

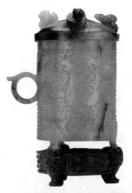

西汉·卮酒玉杯
（美国哈佛艺术博物馆藏）

中身体力行地带头节俭，并且要求自己死后也"居瘠薄之地"，且"不封不树""殓以时服，无藏金玉珍宝"。之所以这么做，一是因为东汉末年以来的战乱让社会经济元气大伤，二是厚葬更容易引来盗墓者的光顾。

自此，丧葬用玉制度基本结束，玉衣殓服消失，墓内陪葬明器减少，金银珠宝少见，就连地面上的石碑、神道石刻和石祠也统统取消，后人要祭奠时，只能在墓室前堂设帐放脯酒。正因为如此，遗存在墓里的铁帷帐架，为后世人确定古墓的年代提供了确切的证据。除此之外，服丧时间也大为缩短，甚至短至三日。这种风气一直影响到东晋，隋唐时厚葬之风又再度盛行。

酒杯

饮酒器具之一，基本器型多为圆筒状或喇叭状，材质有金、银、铜、玉、木、玻璃和陶瓷等。最早为陶制，产生于新石器时代。商周时多为青铜制，秦至两汉，漆制最为常见。魏晋时，因为坐床的流行，酒杯开始变得瘦长，材制逐渐丰富。

《宣示表》

——魏晋老臣的拳拳之心

时　　代	三国魏
属　　性	奏章
收 藏 地	北京故宫博物院
地　　位	正书之祖

魏鍾繇書

尚書宣示孫權所求詔令所報所以博示

逮于卿佐必冀良方出於阿是芟荑之

言可擇郎廟況縣始以疏賤得為前恩橫

所賜睎公私見異愛同骨肉殊遇厚寵以至

今日再世榮名同國休感敢下自量竊致愚

慮仍日達晨坐以待旦退思鄙淺聖意所

棄則又割意不敢獻聞深念天下令為已平

權之委質外震神武度其拳拳無有二計高

西晋末年，长达 16 年的"八王之乱"瓦解了王朝的统治，匈奴、鲜卑、羯、羌、氐五族趁机侵扰中原地区，整个北方社会动荡不安。在好朋友王导的建议下，公元 307 年，镇东大将军琅琊王司马睿决意移镇建邺（今南京），北方门阀士族和百姓也纷纷南迁逃避战祸。

出身魏晋名门"琅琊王氏"的王导也在这股"永嘉南渡"的洪流中，在别人恨不得都把金银细软都一股脑儿搬过江时，他却让人小心翼翼地把一幅书法《宣示表》缝在自己的衣带中，偷偷带过长江避祸。侄子王羲之成才后，他把自己带出的这幅《宣示表》当礼物送出，并再三嘱咐要认真临习。王羲之后来把它送给自己的好朋友王修，不料王修早逝，《宣示表》被随葬入棺，从此消失。

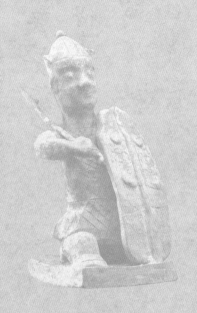

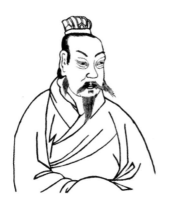

《宣示表》——

魏晋老臣的拳拳之心

书法大家

　　钟繇（151年—230年），字元常，出生于豫州颍川郡长社县（今河南许昌长葛东），少有大志，聪慧过人，深得叔叔钟瑜的偏爱。在叔叔的全力资助下，成年后的钟繇累有建树，封侯为相，死后还配享曹操庙庭。

　　然而，钟繇在书法上取得的成就远远盖过了他的社稷之功。他擅长篆、隶、真、行、草多种书体，书法古朴、典雅，布局严谨、缜密。三国，正是汉字由隶转楷的时期，身为书法大家的钟繇，意识到了新书体的意义，因此带头在奏章和书信中使用楷书。借助他的位高权重及在书法界的影响力，楷书得以从隶书中分离出来，自成一种书体，钟繇也因在中国书法史上首定楷书而被后世尊称为"楷书鼻祖"。

后世历代对钟繇的书法评价都极高，称他为"真书绝世""秦汉以来，一人而已"，其作品有"上品之上"和"神品"之誉。

孙权归附

公元221年，因前袭杀关羽收荆襄之地，东吴孙权害怕刘备兴兵问罪时，曹魏趁机发难，于是便假意遣使魏国，请求成为魏国的藩属，并将流落于东吴的曹魏名将于禁送还魏国。

曹丕与大臣们商议后，接受了孙权的归附请求，并派太常卿邢贞出使东吴，持节授孙权为大将军，封吴王，加九锡，领荆州牧，节督荆、扬、交三州诸军事。孙权由是称臣于魏。

《宣示表》

《宣示表》是71岁的钟繇写给魏文帝曹丕的一个奏文，以谨慎谦恭的语气劝曹丕接受孙权的归附请求。

目前流传下来的真迹一般认为是王羲之的临摹本，全帖18行，共295个字，字字古朴典雅，韵味深长。

　　整幅字气脉连贯顺畅，从笔法到结字都自有法度。用笔横长竖短，波磔中和，点画肥润相宜，异趣横生；结字上，不失隶书的工整严谨，但大小变化错落有致，意态率真烂漫，质朴、自由的气息扑面而来。此帖风格直接影响了"二王"（王羲之和王献之）小楷面貌的形成、唐楷的形成，进而影响到元、明、清三代的小楷创作。

楷书

又称真书、正书，为现代手写正体字。因"形体方正，笔画平直，可作楷模"而名。魏晋时从隶书中分离出来，推广成为正规的书体。楷书可分为魏碑和唐楷两种，魏碑是从隶书到楷书的过渡书体，流行于魏晋南北朝；唐楷是楷书的成熟期，自形成后就一直被后世书法学习者视为最佳范本。

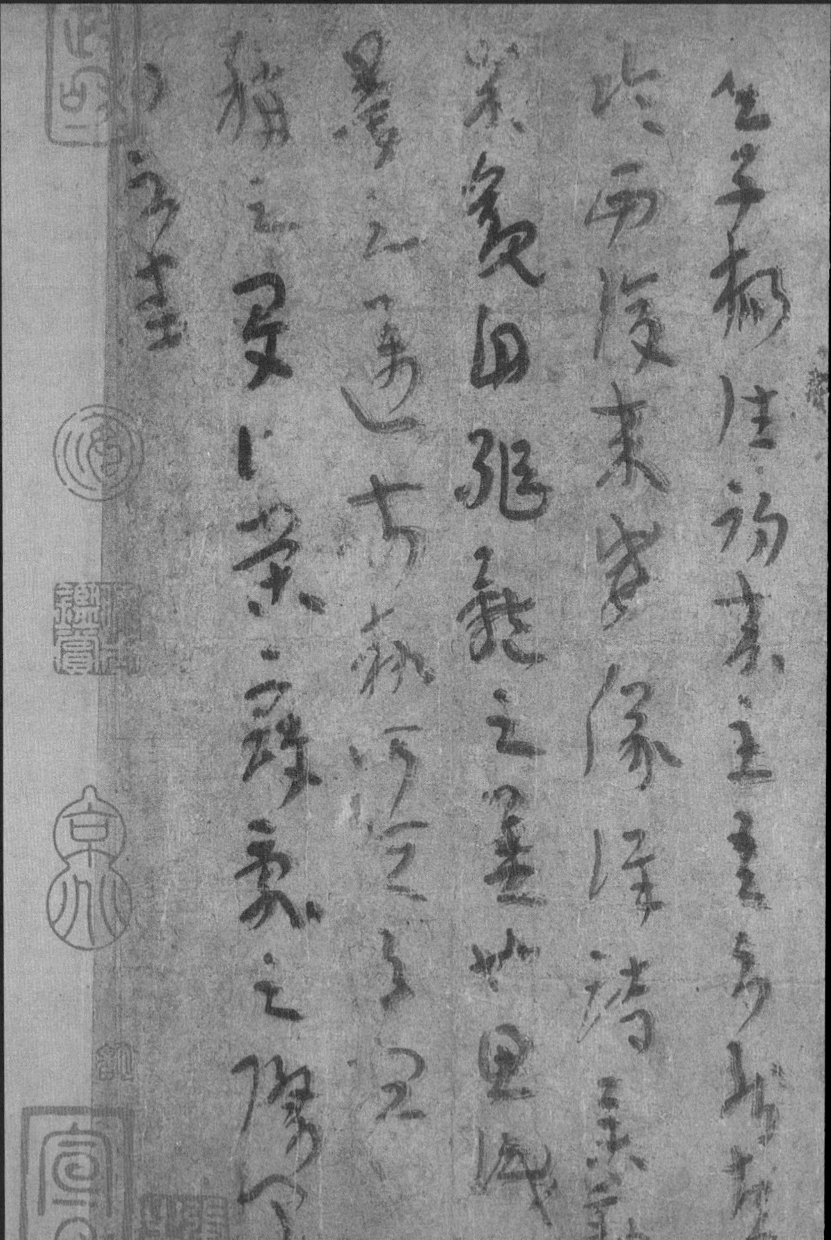

生平所住之主主多坡上

此雨後末当缘隂诸峯

竞然白玉延之兰如里坡

暮而遇古林行道之子至

猶之足以荣之辟象之陽抑

如之云虚

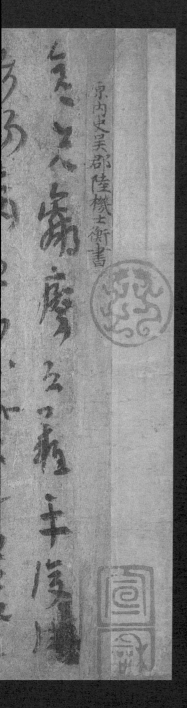

《平复帖》
——史上最贵书信

时	代	西晋
属	性	书信
尺	寸	纵 23.7 厘米，横 20.6 厘米
收 藏	地	北京故宫博物院
地	位	法帖之祖，镇馆之宝，国家一级文物，第二批禁止出国（境）展览文物之一

公元 3 世纪晚期，基督教和佛教一西一东大行其道，集体皈依的场面时有发生。罗马的戴克里先和中国的司马炎分别完成了国家重新统一，统治辖下出现了短暂而成色不足的复兴局面。

进入 4 世纪后，基督教在罗马帝国获得了黄金发展期，朝着国教的方向前进；佛教在中国取得了前所未有的地位，中国的本土宗教——道教也快速地得以发展。

4 世纪中期，当笈多帝国已经在印度北方呼风唤雨、野心勃勃时，东亚的大和国已经征服了包括北九州在内的很多地区，统一日本列岛已无悬念。

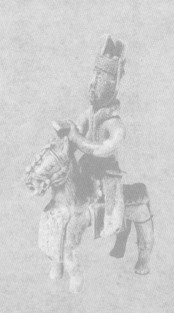

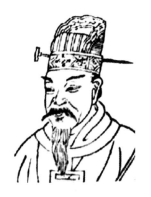

《平复帖》——史上最贵书信

才子陆机

陆机（261年—303年），字士衡，出身江南吴郡陆氏，祖父陆逊为吴的大丞相，父亲陆抗是吴国的大司马。他以奇才与其弟陆云合称"二陆"，又与顾荣、陆云并称"洛阳三俊"。

陆机作文辞藻宏达，秀逸谐美，开创了骈文先河，是"太康诗风"的代表人物，被喻为"太康之英"。除文学成就外，陆机还以书法见长，尤其是章草堪称一绝，后世流传的《平复帖》有"法帖之祖"的美誉，被评为九大"镇国之宝"。

华亭鹤唳

"八王之乱"时，当时与陆机交好的江南名士顾荣、戴渊等人劝他回江南避险，陆机认为以自己的才能和声望可以匡正世难，就没有听从。

在这股动乱的历史洪流中，陆机最终选定了成都王司马颖，一是因为救命之恩，二是他认定司马颖必能使晋室兴隆。303年，司马颖任命陆机为河北大都督、后将军，率领北中郎将王粹、冠军将军牵秀等各军共二十多万人，讨伐长沙王司马乂（yì）。

由于陆机是一介文人，而且名气和声望都在这些人之上，因此他所率领的这些将领心生嫉妒，也不服管束。陆机看到了这点，向司马颖请辞，但没有被允许。陆机领军后，在河桥（今河南孟州市西南、孟津东北黄河上）之地与司马乂交战，结果惨败而归。

司马颖宠信的宦官孟玖之弟孟超曾纵容手下掳掠，被陆机逮捕了带头之人，由是孟超就恨上了陆机。河桥之战前，孟超给哥哥孟玖去信诬蔑说陆机要谋反；河桥作战时，他不愿听陆机节制，轻率带兵独自进军而致覆灭。孟玖怀疑是陆机故意杀了孟超，便联合司马颖前一干将领，相互做证说陆机心有异志，不可不防。

司马颖觉得自己一番信任付之东流，非常愤怒，就派牵秀秘密逮捕陆机。当天夜里，陆机做了一个厚重黑帷缠车的梦，醒来看到牵秀的军队，心里就明白了。他给司马颖写了一封信，从容地换了衣服，临刑前感叹："华亭的鹤鸣声，哪能再听到呢？"于是在军中遇害，时年43岁。与他一起被杀害的还有他的两个儿子陆蔚、陆夏，他的弟弟陆云、陆耽。据说陆机被害时突起浓雾，狂风折树，天降大雪，竟积有一尺之厚，大家都认为这些异象是陆机冤死的象征。

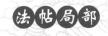

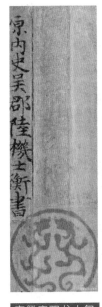

宋徽宗双龙小玺

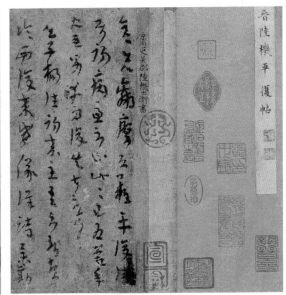

鉴藏印

▣ 《平复帖》

长不足一尺的《平复帖》原本有 9 行 86 字，盖满了历代名家的收藏章记，满纸生辉，被收藏界誉为"中华第一帖"。内容是晋武帝初年陆机劝慰一个身体多病的友人的书信。其中两个字因为纸张损坏脱落了，后人能看到的也就 84 个字。因其中有"恐难平复"字样而得名。

此帖结体瘦长，书写赴速就急，波磔明显还带有隶书特征；字势险崛，率性简便，活泼可爱；章法上行距、字距几无变化，风格浑厚。因字体介于章草与今草之间，而且是流传至今的唯一的墨迹，成为这一转变时期的典范之作。

▣ 一桩绑架案里的风骨

《平复帖》唐末时被殷浩收藏，宋初时归史学大家王溥，后经宋仁宗之婿李玮之手入宋御府，为宋徽宗收藏。明万历年间分别归书画鉴藏家韩世能、韩逢禧父子和张丑，清初入乾隆内府，光绪年间为恭亲王奕䜣所有，并由其孙溥儒继承，民国时转手张伯驹。

1941 年的一天，在上海的张伯驹被汪伪特务绑架，索要赎金数百万，在历经磨难的 8 个月里，张伯驹只跟夫人潘素表达了一个观点：家里的字画比我的命还珍贵，不要卖了钱换我，尤其是那幅《平复帖》。深知丈夫心意的潘素毅然变卖了自己的首饰嫁妆，加上四处求人换来的钱最终赎出了张伯驹。劫难之后，张伯驹离开上海，辗转前往西安，潘素学王导过江，把《平复帖》缝入张伯驹的衣服，让他随身携带。

1956 年，58 岁的张伯驹将珍藏多年的《平复帖》无偿捐献给了国家，现藏于北京故宫博物院。

章草

中国书法的传统书体之一，是早期的草书，始于秦汉年间，由草写的隶书演变而成的标准草书。章草是今草的前身，今草产生于东汉末，是从章草变化来的。与今草的区别主要是保留隶书笔法的形迹，上下字独立而基本不连写。

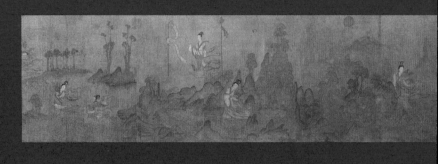

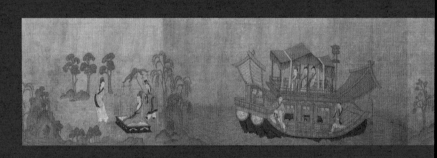

时　　代　东晋

属　　性　绢本设色，人物长卷

尺　　寸　纵 27.1 厘米，横 572.8 厘米

收 藏 地　北京故宫博物院

地　　位　中国绘画的始祖，十大传世名画之一

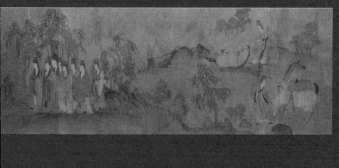

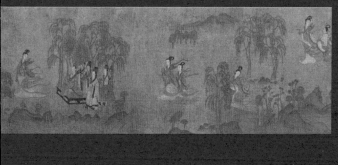

《洛神赋图》
——绢本上的连环画

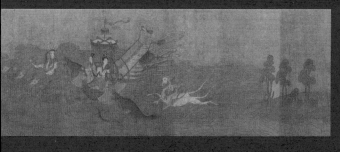

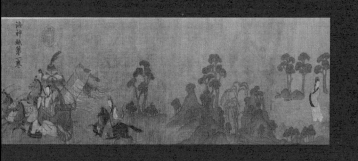

公元222年春，30岁的曹植被封为鄄城（今山东鄄城）王，下辖2500户。辞别哥哥魏文帝曹丕离京前往封地时，他竭力压住自己内心的失望和哀伤。皇位之争落败后，他的生活明面上看起来似乎还是闲游悠乐，实际上却不得不处处谨小慎微，言语思忖。

才高八斗的他也曾名臣环侍，父心所重，然而不过短短数年，自己那难以改变的任性和狂放最终把这一切都变成了遥不可及的梦。后悔吗？多少次梦中醒来都不由自主地问自己。皇位之争历来残酷，要不是母后的舐犊情深，哥哥也许早就忍不了了吧？皇恩浩荡，他还想要什么？胸中曾有的美好理想，那曾如火一般熊熊燃烧的追求，在兄长那张客气、冷漠的眼神中全都烟消云散了。

驻地洛水之畔时，他彻夜难眠，恍惚中一位翩翩仙子凌波而来，丹唇皓齿，望向他的明眸深情款款……

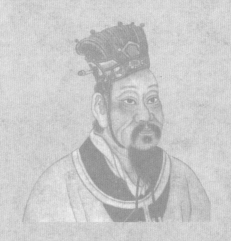

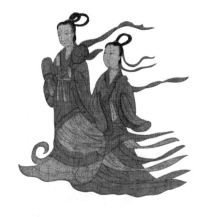

绢本上的连环画
《洛神赋图》

⊡ "三绝"之子

顾恺之（348年—409年），字长康，小字虎头，是东晋历史上有名的才子，博学多才却淡于名利地位，擅长诗赋和书画，一心沉醉于艺术之中，时人称他为"画绝""文绝""痴绝"。

他画人物注重点睛，追求传神，衣纹走笔如春蚕吐丝，被后世称为"高古游丝描"。他总结了自己在绘画上的心得，提出了传神论、以形守神、迁想妙得等观点，与他流传后世的画作一起，为中国传统绘画的发展奠定了基础，被后人尊称为"中国画祖"和"山水画祖"。

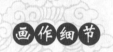

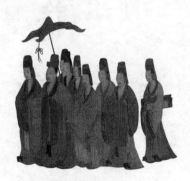

初遇洛神的曹植及侍从

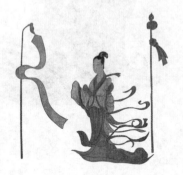

侍女

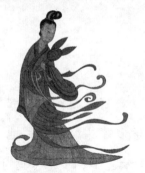

洛神

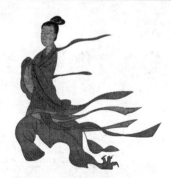

女娲

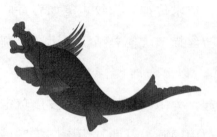

文鱼

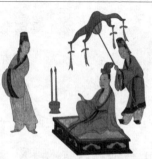

洛水边苦等的曹植

E 人 神 苦 恋

三国时曹植为自己爱而不得的女神写了一篇《洛神赋》，东晋时顾恺之无意中读到此文，时空交错中，两位才子的灵魂契合在了一起，诞生了一幅名垂千古的佳作——《洛神赋图》。

在无限惆怅和哀伤的基调中，曹植与洛神真挚纯洁的爱情故事缓缓展开。黄昏时分，由京城返回封地的曹植一众，在洛水之滨的驻地上，见到了风姿绝世、凌波而来的洛神。曹植解下玉佩相赠表达爱慕，洛神则徘徊在他身边，二人情意缠绵之时，诸神赶来为他们助兴。由于人神殊途，别离在所难免，不断回望的洛神乘六龙驾驶的云车渐渐远去，岸上的曹植只能通过恋恋不舍的眼神倾诉自己的悲伤与无奈。洛神离开后，思念她的曹植乘轻舟溯流而上追赶云车，却早已寻觅不到洛神的倩影。苦闷的曹植在洛水边苦等一夜后，不得不怀着不舍和寂寥的心情踏上归途。

曹植

曹植（192年－232年），字子建，"建安文学"的代表人物之一。清初王士祯认为汉魏以来二千年间诗家堪称"仙才"者，仅曹植、李白、苏轼三人。

顾恺之《女史箴图》细节对比

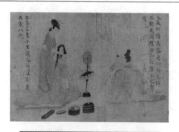

对镜梳妆图
（唐摹本，大英博物馆藏）

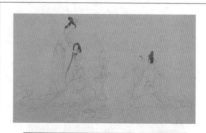

对镜梳妆图
（宋摹本，北京故宫博物院藏）

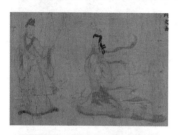

男女相拒图
（唐摹本，大英博物馆藏）

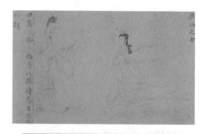

男女相拒图
（宋摹本，北京故宫博物院藏）

E 卷轴之美

以连续多幅画来表现一个完整故事情节，开创了中国传统绘画长卷的先河。不仅如此，顾恺之对表现对象神韵淋漓尽致的追求，提高了中国传统绘画的境界，内在巧密、婉约的阴柔之美取代了汉时外在古拙、雄壮的阳刚之美，由外而内的关注，成就了整幅画的诗意之美。

在大自然山水的映衬下，人物的各种情态及其相互联系都有了生气。同时，以线条和层次变化来表现山峦变化，以情感变化需求来渲染色彩，为后世人物画和山水画的发展奠定了很好的基础。

在中国古代画史上声名显赫的顾恺之，画迹甚多，其中以《女史箴图》《洛神赋图》《列女仁智图》《斫琴图》等堪称珍品。现存世的《女史箴图》有两个绢本，一本藏北京故宫博物院，被认为是南宋摹本；另一本藏于大英博物馆，更贴近顾恺之原貌，被认为是唐人摹本。

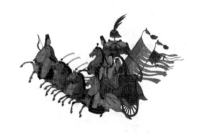

卷轴画

中国传统绘画，以纸和绢为介质绘制画面。最早可见战国楚墓和长沙马王堆汉帛画，真正成熟是魏晋时期，以顾恺之的作品为代表。隋唐时因方便携带和观赏而盛行，元朝以后成为绘画主流形式，名家辈出，风格流派众多，对近现代中国国画产生了深远的影响。

趣舍萬殊靜躁不同當其欣

於所遇暫得於己快然自足不

知老之將至及其所之既惓情

隨事遷感慨係之矣向之所欣

俛仰之間以為陳迹猶不

能不以之興懷況脩短隨化終

期於盡古人云死生亦大矣

不痛哉每攬昔人興感之由

若合一契未嘗不臨文嗟悼不

能喻之於懷固知一死生為虛

誕齊彭殤為妄作後之視今

亦由今之視昔悲夫故列

敘時人錄其所述雖世殊事

異所以興懷其致一也後之攬

者亦將有感於斯文

时　　代　东晋

尺　　寸　纵 24.5 厘米，横 69.9 厘米

属　　性　序文

收 藏 地　北京故宫博物院（唐代神龙本）

地　　位　天下第一行书，第二批禁止出国（境）展览文物之一

《兰亭集序》——东晋名士的一场盛会

公元 4 世纪，基督教终于摆脱了数百年来的压抑局面，成功跻身世界主流宗教，稳坐罗马国教之位；而罗马则在短暂复兴后，再次陷入动乱，帝国一分为二，变成东罗马、西罗马。同时期，萨珊波斯迎来发展的巅峰时刻，文化、经济空前繁荣，军事上睥睨（pì nì）罗马。拜火教在萨珊王朝的尊崇地位与基督教在罗马帝国的盛行，在欧洲和中东之间划下了一道信仰鸿沟。

在东方，短暂统一后的中国再次陷入大混乱，"八王之乱"带来的乱局使得游牧民族纷纷大肆入侵中原，建立政权，中原政权不得不面对"五胡十六国"的动荡时期。混乱中，外来佛教和本土道教趁机得到了极大发展。

印度境内，北部的笈多王朝正忙于对外武力征服，自孔雀王朝崩溃后的印度，即将迎来一个新的大一统王朝。

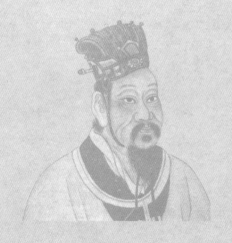

东晋名士的一场盛会

《兰亭集序》——

ꗗ 三月三的那场游春

东晋永和九年（353年）三月三日，时任会稽内史的王羲之与友人谢安、孙绰及亲朋子侄41人聚在山阴城的兰亭，以应传统民俗"修禊"。当天，无论官吏百姓，均要到水边嬉游，以消除不祥。

之所以选择兰亭，是因为这里依山傍水，竹木掩映，十分符合修禊之礼对于自然地理环境的要求。前来聚会的人，无一不出自魏晋以来的显赫家族——王家、谢家、袁家、羊家、郗家、庾家、桓家，均为当时名门望族。这一天，曲水流觞，佳诗佐酒，唇齿留香，宾主尽欢。

雅集之中，有26人作诗37首，他们将这些诗汇编成集，得名《兰亭集》，并请酒意正酣的王羲之作序，衣衫半开的王羲之微一凝神，提笔畅意挥毫，一气呵成，这就有了冠绝千古的《兰亭集序》，满纸文采飞扬，字字精妙，气势飘逸，被后世推为"天下第一行书"，奉为极品。

《兰亭集序》

这篇绝世佳作共28行，324字，记述了那场三月三的游春文人雅集的盛况。在乐山、乐景、乐人之际，思人生苦短、美景不常，情景交融，文思喷发。

文章起首记叙了兰亭聚会的盛况，"群贤毕至，少长咸集"，接着描写了兰亭周围的环境之美"崇山峻岭，茂林修竹""清流激湍"。在这样富有诗情画意的大自然中，大家"流觞曲水""一觞一咏""畅叙幽情"，游乐与诗兴完美契合，"仰观宇宙之大，俯察品类之盛""游目骋怀"，宾主尽欢。

之后，王羲之笔锋一转，由乐入悟，感慨听凭造化的人生之短，叹惜人们在为事物或外界环境心怀满足时，竟然会忘掉衰老将至，而现在所拥有的一切终会消散。所以古人说"死生是件大事"，点明了自己的痛之感悟。

最后，王羲之从自己的亲身感受谈起，指出后人看前人感慨时无法体会真切，大胆否定了东晋以来流行的崇尚老庄"方生方死，方死方生"之说法，认为生与死并不相同，长寿与短命自然也不同。后人看今人，像今人看前人，虽时代不同，事情有异，但解发人们情怀的原因和思想情趣却是一样的。因此，为《兰亭诗集》作此序。

整篇文章干净利落，富有韵味，且朗朗上口，清新自然，被后世金圣叹收入《天下才子必读书》，并评为"真古今第一情种也"。

书 法 奇 趣

后世有"书圣"之称的王羲之出身于魏晋名门琅琊王氏，即兴写下《兰亭集序》时状态正巅，据说后来又试写过几次，再也没能找回这种行云流水之势。

《兰亭集序》书法上用笔以中锋为主，间有侧锋，布局疏朗，取势自如，笔法变化多样无穷，就"之"字而言，就多达二十余个，且各个不同。

字体于平和之中见奇纵，于典雅之中逸洒脱，让它

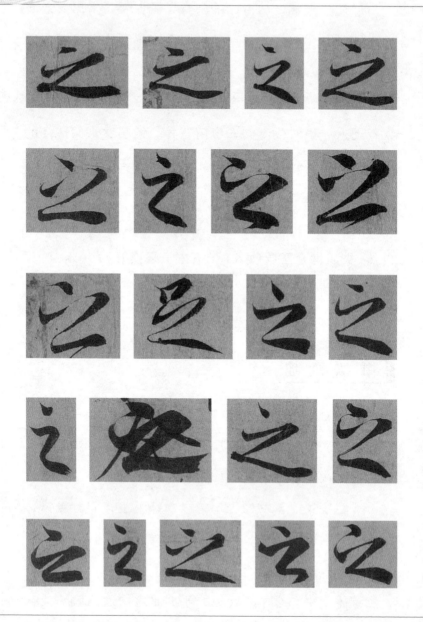

自晋后就受到后世的疯狂追捧。据说唐太宗李世民认为此帖是"尽善尽美"之作，死后将它陪葬；宋朝书法大家米芾也说："翰墨风流冠古今，鹅池谁不爱山阴；此书虽向昭陵朽，刻石尤能易万金。"至今，流传下来的《兰亭集序》摹本多达数十种，也为书法史少见。

行书

中国书法字体的一种，起源于楷书，介于楷书和草书之间，有行楷和行草两种。如果书写中楷法多于草法而称为"行楷"，草法多于楷法而称为"行草"。大约出现于东汉末年，盛行于东晋，代表作是王羲之的《兰亭集序》，被誉为"天下第一行书"，排在其后面的是唐代颜真卿的《祭侄稿》，被誉为"天下第二行书"，宋代苏轼的《黄州寒食帖》则被誉为"天下第三行书"。

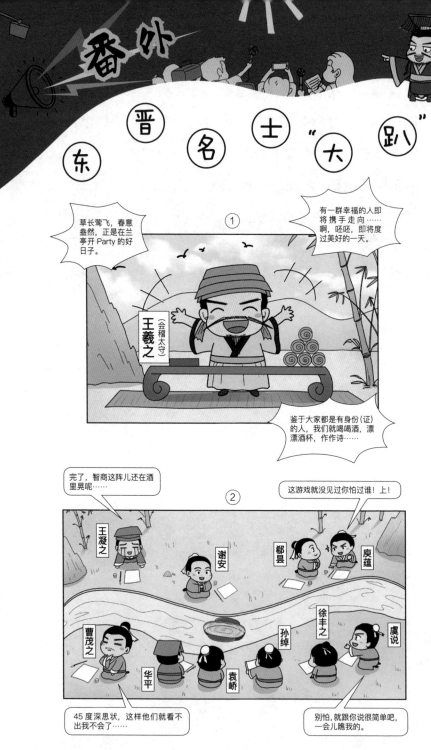

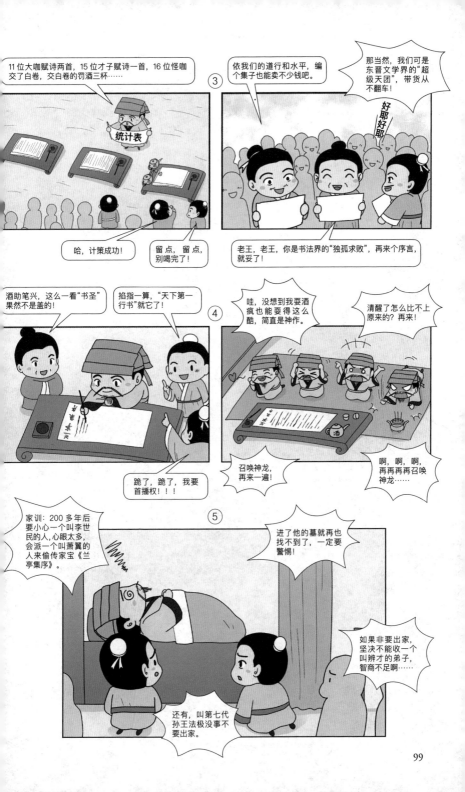

彩绘人物故事漆屏

——漆画里的君臣之意

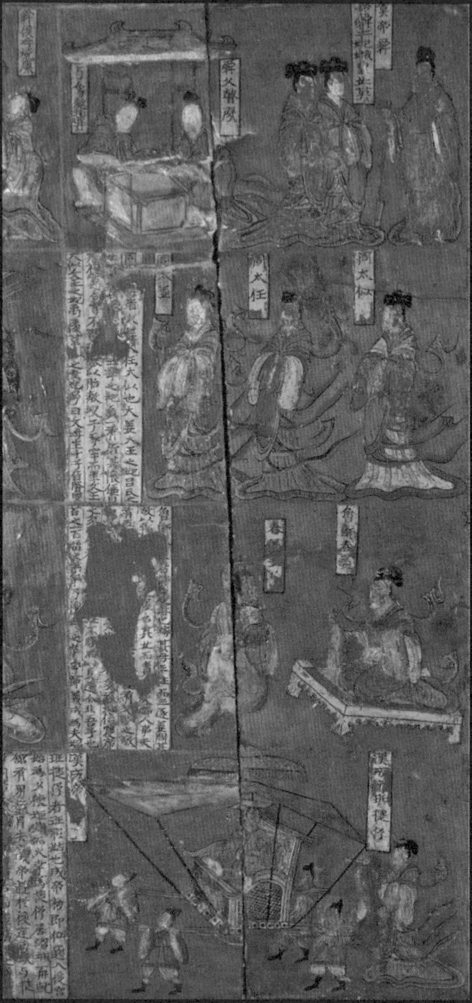

时　　代　北魏

尺　　寸　每块长约 80 厘米，宽约 20 厘米，厚约 2.5 厘米

属　　性　屏风

出 土 地　山西大同市石家寨村司马金龙墓

收 藏 地　山西博物院

地　　位　国家一级文物，镇馆之宝，首批禁止出国（境）
　　　　　展览文物之一

1956 年初冬的一天，山西大同市南郊石家寨村的几个村民正在村西南打井，几镐头下去后，手上就传来很强的反震力。啥情况，这么硬？彼此看几眼后，大家就一起使劲开挖，没想到露出的竟然是一层厚厚的砖头，每个砖头上还刻着奇怪的文字。怕不是碰着古墓了吧？震惊的村民们商量了一下，决定自发地保护现场，让村长赶紧找人上报市博物馆。

一支考古队很快来到了石家寨村，由此北魏文成帝时代的琅琊王司马金龙夫妻合葬墓重见天日了。虽然早期盗墓贼已经光顾过，墓内随葬品遭到了破坏和劫掠，但考古队员还是从里面发现了450余件珍贵文物，仅姿态各异的陶俑及仪仗俑就376件，其中一组人物故事彩绘漆屏风因为罕见，成为整个北魏时期的孤品。

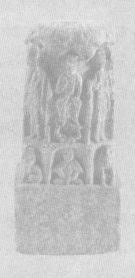

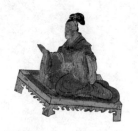

彩绘人物故事漆屏——

漆画里的君臣之意

显赫的北魏权臣

司马金龙（？—484年），字荣则，河内郡温县（今河南温县）人，晋室后裔，是司马懿之弟司马馗的九世孙。司马金龙父亲为琅琊贞王司马楚之，母亲是拓跋氏河内公主。他长大后袭父爵而贵，先后娶有两妻：一为北魏名将陇西王源贺之女姬辰，一为北凉帝沮渠牧犍之女沮渠氏。

由于从小在中书学（太学）里受过良好教育，拓跋弘（北魏显祖献文帝）当太子时，司马金龙任东宫太子侍讲。成年后深受拓跋弘宠信，屡任军职镇守边关；晚年时，朝廷任命他为吏部尚书，征入京师。

司马金龙可以说是北魏时期一位少有的文武双全之人，家族活动一直没有脱离北魏的政治中心。公元484年去世，获上谥"康"，即安乐抚民之意，与早他去世的妻子姬辰合葬于京师平城白登之阳北魏贵族墓葬区。

E 漆屏风的风采

墓中出土的一组人物故事彩绘描漆屏风，比较完整的有5块，另有边框5件、木档3件，以及部分画的残片。漆画屏风之间由榫卯连接。板面髹朱漆，彩绘古贤、列女的故事，从上到下共分4层，每层单独主题。画中人物线条用黑色，面部和手部涂铅白，着中原衣饰，服饰器具用黄、白、青绿、橙红、灰蓝等色。配以墨书题记和榜题，黄漆为底。

屏风木框边缘装饰北魏纹饰，所书题记和榜书文字介于隶、

虞帝舜和二妃娥皇、女英

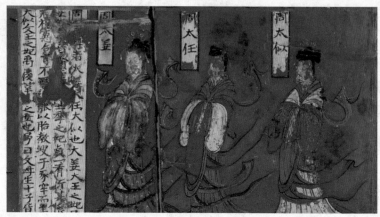

周室三母

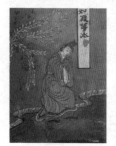

如履薄冰

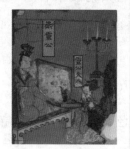

卫灵公与夫人

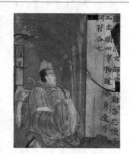

逸士图

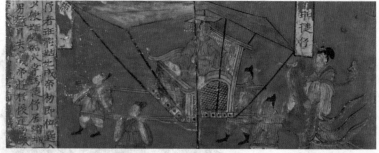

班姬辞辇

楷之间，气势疏朗，秀丽遒健，是晋隶向唐楷过渡的典型，是极为罕见的北魏书法真迹。

E 北魏汉化改革

司马金龙成年时，年轻的北魏献文帝和冯太后对于权力的争夺正酣。17岁的献文帝最初想把王位禅让给自己智勇双全的叔叔——京兆王拓跋子推，性格强势的冯太后联合群臣最终逼得献文帝改立3岁的长子拓跋宏为太子，即后来的孝文帝。

在这场风波中，北魏老臣、司马金龙的岳父源贺功不可没。重臣在朝堂的威望一直都是皇权寻求支持的保障，这也是冯太后很看重司马金龙一家的重要原因。献文帝17岁时退位，5岁的孝文帝即位，冯太后临朝执政，对北魏进行了一系列汉化改革。

当时鲜卑与汉民族的融合已成大势，为稳固统治，缓和民族之间矛盾，冯太后与后来亲政后的孝文帝都力主在北魏进行汉化改革。迁都洛阳、改革官制、重用汉族儒生、禁胡语、改汉姓、提倡胡汉通婚等，一系列的政策依靠皇权坚定不移地大力推行，不但使北方民族融合加快，北魏政权的中央集权得以加强，而且为整个北方社会经济的恢复和发展也发挥了积极作用。

　　但鲜卑民族内部因为汉化造成的民族分裂，进而导致的六镇之变，及孝文帝对于南朝门阀政治的全盘接受带来的后期政治腐化问题，也为北魏统治的灭亡埋下了隐患。

不可明言的君臣之意

　　从司马金龙墓中出土的屏风之中，可以看出当时的君臣之意：正面列女皆如帝舜二妃、周室三母、班婕

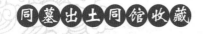

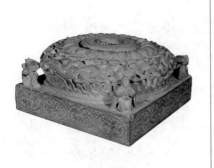

石雕柱础

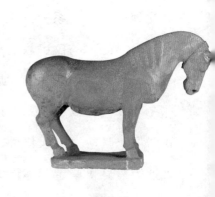

青釉马

好等人，无一不是坚韧有智且胸怀天下、对社稷有功的女人，以中原盛行的列女故事来颂德冯太后之意不言而喻；背面李善养孤、李充奉亲、素食赠宾、如履薄冰等画面，无一不提醒司马金龙莫负圣恩，且要谨言慎行。

司马金龙一生功高权重，却能以清简著称，安然善终，且其后世子孙也一直稳定地与北魏皇室保持着密切关系，或嫁女进皇室，或娶公主为妻，一直到北魏灭亡。在权力的旋涡中，司马金龙家族能一直保持安全，这也许跟司马金龙家族之人一直警醒自身大有关系。

漆画

一种古代的绘画方式，有狭义和广义之分。狭义指以天然漆为主要材料的绘画；广义则除漆之外，还有金、银、铅、锡以及蛋壳、贝壳、石片、木片材料。漆画依据技法不同，又可分为变涂、堆塑、磨绘、刻填、镶嵌、描绘、罩染、髹涂等八种。最为著名的代表作是湖南长沙马王堆出土的汉代漆棺上的漆画、山西大同司马金龙墓漆屏风画。

太原北齐徐显秀墓壁画

——上流社会的奢华日常

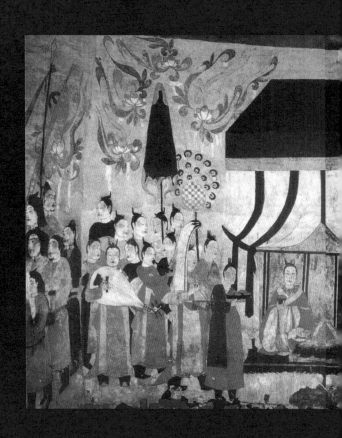

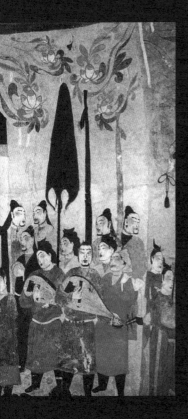
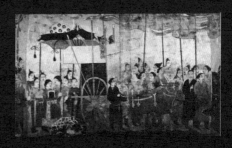
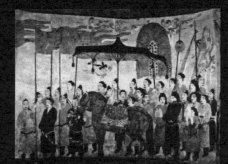

时　　代　北齐
尺　　寸　总面积 326 平方米
属　　性　壁画
出 土 地　山西省太原市王家峰徐显秀墓
地　　位　2002 年全国十大考古新发现、已知北朝保存最为完整的壁画

公元6世纪的人类世界，显得极为不稳定。从东到西，动乱不安成为一种常态，人们在战争、饥荒、疾病中竭力挣扎。

西罗马帝国的陨落标志着古代欧洲的终结，蛰伏着一个全新欧洲的漫长中世纪的来临。在西欧，法兰克人克洛维死后，他所建立的墨洛温王朝在四个儿子的争斗中渐渐解体，最终被加洛林王朝替代。

在东亚，中国境内的冲天战火几乎不曾熄灭，南方一百年间交替了三个朝代，而北方则轮换了五个朝代。此时，在查士丁尼一世统治下的拜占庭帝国成为亚欧大陆上唯一相对稳定的帝国。

在与世隔绝的美洲丛林里，玛雅文明正逢鼎盛，创造了让现代人叹为观止的奇迹。

这个世纪，佛教开始向东亚、南亚传播，基督教迈开了征服中欧的脚步。而在阿拉伯半岛上，一个全新的世界性宗教——伊斯兰教正在形成。

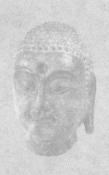

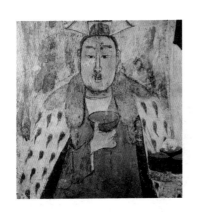

上流社会的奢华日常

▣ 梨园古墓

2000 年 12 月 1 日，太原迎泽区王家峰村梨园内，纵横排列的梨树沐浴在冬日的阳光里，一眼望不到边。梨园深处，一个高耸出地面 4 米左右的黄土堆静静地矗立在那里。

太原市文物考古研究所的工作人员谁也不会料到，今天会迎来一个毕生难遇的重大考古机遇。上午 9 时左右有群众前来报告，说梨园内的古墓被盗，大家迅速赶赴现场勘察。依据所拍照片，专家初步断定这是一座北朝晚期高等级墓葬。

12 月 9 日，考古队正式开展工作。这一忙，就花

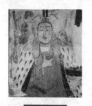
墓主人

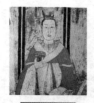
墓主夫人

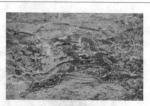
异兽

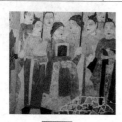
侍女

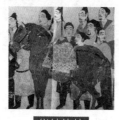
仪仗侍从

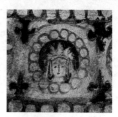
联珠菩萨纹

了将近两年的时间。

2002年10月，当墓室封门砖被缓缓打开时，盛大的仪仗队、奢华的家宴、神态各异的侍从、神鸟怪兽、摩尼宝珠、莲花蔓草迎面而来，大家仿佛瞬间穿越到了北齐的宫廷生活，墓壁四周艳丽如新的壁画竟如此生动鲜活，像一座刚刚绘就的地下美术馆。

一时间，众人连呼吸都变得小心翼翼了……

E 北齐勇将

徐显秀（502年—571年），名颖，恒州忠义郡（今河北）人，北魏怀荒镇（今河北张北县境内）将领徐安之孙。徐显秀年少豪侠，性格勇猛，北齐时曾因功被封武安王。他先投奔北魏末年权臣尔朱荣，高欢攻灭尔朱氏后，徐显秀又追随高欢，逐步升迁，渐入东魏政权中心。

在暴君频出的北齐，戎马一生的徐显秀于武平二年（571年）以70岁高龄在晋阳家中因病去世。

奢华生活

徐显秀的墓是砖室墓，平面近方形，总长约31米，距地面深8.1米。彩色壁画由斜坡墓道、土顶过洞、天井、砖券甬道和墓室一路绵延，共有200余个彩绘人物，7匹马、1辆牛车、8只神兽，各色仪仗、兵器、乐器、生活什物和装饰图案等让人眼花缭乱。

画面里，在一支由神兽引导的仪仗队里，服饰统一的士兵们，或执旗帜，或吹长号，或佩剑带弓，或执缰牵马，秩序井然，栩栩如生。穿过这壮观的仪仗队，就会看到两位神态谦卑的门吏侧立墓门两边。推门进去，会发现高贵端庄的女墓主和英武威严的男墓主盘足并坐于榻上，正神情平静地举杯向来客致礼。恭敬有加的侍女之外，正热闹的是一支乐团，分别是演奏铙钹、五弦、曲项琵琶和笛子的 4 名男乐伎和演奏响板、竖箜篌、笙和琵琶的 4 名女乐伎。

欢宴之后将要外出，侍从们早早地为男墓主准备好了青罗伞盖和枣红骏马，为女墓主备好了羽葆华盖和卷棚顶牛车。侍从们忙忙碌碌，捧官印、扛胡床，前后仔细照看。还有一群贴身侍女，捧着包袱、梳妆盒和披风之类衣物，回首张望，等着伺候老夫人上车。

在这个北齐勇将通往天堂的路上，飞天神兽陪伴周围，执鞭站立的仪卫守在甬道，静静等待的仪仗队候在室外。

千古壁画

徐显秀壁画以现实中的人物和物像尺寸，赋以精致而有品位的"高级灰"（指色彩调和后纯度低但色彩浓郁），犹如一幅环壁连环画，过渡自然，结构紧凑，洋溢出来的强大节奏感，视之给予震撼的冲击力。

壁画用笔简练，线条流畅，似乎是一气呵成，少见修改痕迹。技法上，在一些装饰性图案的描绘中，不是惯常的先勾勒轮廓再填色，而是直接用色笔点染而成，取得了意想不到的视觉效果。

画面中的人物头部略长，发际较高，造型浑圆，在总体风格化统一中，还注重了个体的细微差异，胡人和鲜卑族的民族特征和风姿神采鲜活如生。

由于晋阳（今山西太原）地处中原农耕文化与北方草原文明交汇地带，在乱世因其地理位置特殊性而成为霸业所在。这里政要云集，商贸昌盛，是北齐高氏家族的根据地所在。徐显秀壁画的发现，见证了昔日太原都市的繁华和民族融合。

壁画

墙壁上的艺术，是直接绘在墙面或天花板上的画。古时壁画主要有墓室、石窟寺、寺观三种形式。最早的形式是由远古人类在洞穴或摩崖上刻画的各种图形，秦汉以后繁荣起来，以宫殿寺观壁画和墓室壁画为主；至唐达到中国壁画艺术的高峰期，以敦煌莫高窟为代表；宋以后就逐渐衰落了。现代则分为手工画、手绘画、墙贴画和装饰画。

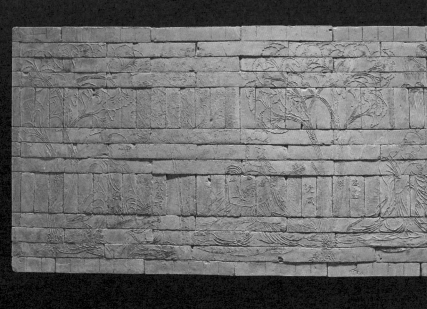

时	代	南朝
尺	寸	纵 80 厘米, 横 240 厘米
属	性	模印砖画
数	量	300 余块
出 土	地	南京西善桥宫山南朝大墓
收 藏	地	南京博物院
地	位	国家一级文物, 镇院之宝, 首批禁止出国 (境) 展览文物之一

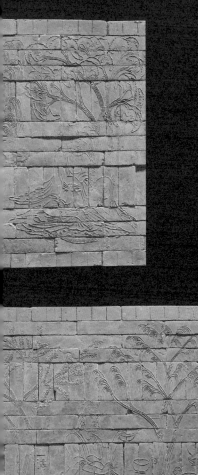

竹林七贤与荣启期砖画

——南朝墓室的最高等级『装修』

1960 年初春的一天，在南京南郊西善桥钢铁厂内忙碌的工地上，工人们正干劲冲天地进行基建施工，突然从一座名为"宫山"的小山上传来了一声大喊："快来看，这是什么？"众人闻声聚拢，只见取土处露出了大量肃穆的灰砖。

莫不是碰到古墓了？施工立马被停止，考古队入驻，一场抢救性发掘随即展开。

经过半个月的紧张作业，一座大型南朝墓葬重见天日。虽然已经有盗墓贼提前光顾了一番，但考古队还是发现了很多珍贵的文物。就在他们把一具造型别致、规制极高的石棺安全移出，清理最后墓道两边的墙壁时，惊叹地发现了一幅由三百多块砖石拼接而成的精美壁画……

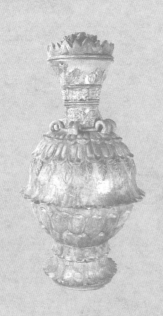

南朝墓室的最高等级「装修」

E 魏晋名士

魏正始年间（240年—249年），魏齐王曹芳在位，他耽于玩乐，亲近佞臣，久不亲政，导致朝政长期被司马家族把持，最终导致了改朝换代的结局。

为了避祸，很多当时名士都不问时政，他们蔑视礼法、崇尚自然、率性而为，其中以嵇康、阮籍、山涛、向秀、刘伶、王戎及阮咸这七人最为出名。他们常聚在当时的山阳县（今河南辉县、修武一带）竹林之内，弹琴咏诗，饮酒长啸，自得其乐，被人称为"竹林七贤"。

他们各个才华惊世，大多数宁可在清贫中自得，也不愿意与司马氏合作。鉴于政治上的高压，他们在作品中采用比兴、象征、神话等手法，隐晦曲折地表达着自己的思想感情。虽然他们最终的结局大多都比较悲剧，但他们洒脱的精神、脱俗于世人的故事却流传下来，为后人所传颂。

E 画像砖里的故事

南朝砖刻珍品竹林七贤画像砖一共出土有三套，以南京西善桥的最为生动传神。为均衡南北两壁，壁画除弹琴的嵇康、啸歌的阮籍、执杯的山涛、赤足的王戎、静思的向秀、嗜酒的刘伶、拨阮的阮咸外，还加了一位高歌的春秋高士荣启期。名士之间以垂柳、乔松、银杏及槐树相隔，人物姿态活泼，神情生动。

嵇康（223年—263年），"七贤"之首，善文工诗，鼓琴超凡，因得罪钟会遭其构陷而被司马昭处死，刑场之上他从容弹完一曲《广陵散》就义。画像砖上的他，头梳双髻，手弹五弦，席地坐于银杏和青松之间，旁若无人。

阮籍（210年—263年），好学，崇奉老庄之学，每每狂醉之后，就跑到山野荒林去长啸，发泄自己胸中的郁闷之气。砖画中的他身着长袍，侧身而坐，酒具在旁，正撮嘴做长啸状。

山涛 (205 年—283 年)，早孤家贫，好老庄学说，酒量很大，与嵇康相知于内心，绝交于江湖。在画像砖画中，他裹巾挽袖，手执酒杯，神情淡然。

王戎 (234 年—305 年)，自幼聪颖，神采秀美，但性格贪吝，热衷名利。画像砖中的王戎钱箱傍身，手持如意，斜身倚几，姿态懒散。

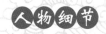

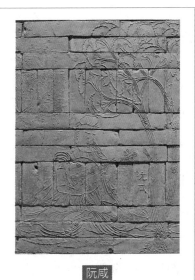

阮咸

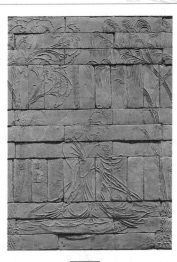

刘伶

向秀（约227年—272年），文章俊秀，研读《庄子》颇有心得，见解超凡。画像砖中的向秀头戴巾帻，一肩袒露，闭目深思。

刘伶（卒年不详），容貌丑陋，性情豪迈，嗜酒如命。画像砖中的他一手持杯，一手蘸尝，醉意朦胧。

阮咸（卒年不详），精通音律，善弹琵琶，是阮籍的侄子。相传他发明了月琴，后人也称这种乐器为"阮"。画像砖中的阮咸脑后飘带，挽袖拨阮，陶醉自得。

荣启期（公元前571年—前474年），精通音律，博学多才，曾与孔子交谈，是知足自乐的代表。画像砖上的他披发端坐，鼓琴而歌，自得其乐。

E 南朝大墓的"标配"

魏晋时能上等级的墓葬里，常见单体画像砖装饰，多块模印纹饰组合成一幅画面的并不多见。大型砖印壁画在南朝却风行一时，甚至几乎成为王室和贵族墓葬的"标配"，尤以"竹林七贤"砖画为代表，它只在帝陵等级的南朝陵墓中出现。

南北朝时社会动荡不安，一方面是北方许多士族及大量工匠从中原南迁，给南朝带去了很多带有中原风格的装饰技艺；另一方面，高士们，尤其是"竹林七贤"超脱旷达的处世态度被南朝皇室所崇尚。入仕固然可羡，但归隐一样可慕，不受外物所役，自由于天地之间，同样得到了社会的尊重，成为一种文化上的认同。

由于西善桥宫山大墓中并没发现能证明墓主身份的实物，专家从其墓葬规模、结构及装饰上研究后认为，它是南朝废帝的陵墓，也许是陈废帝陈伯宗，也许是刘宋孝武帝刘骏或前废帝刘子业。

画像砖

指采用拍印和模印方法，在表面上彩绘或雕刻图像的古砖。起源于战国，盛行于两汉，以墓室用砖为多，也有用于宫殿建筑的。从出土情况看，题材可分为画像、文字和花纹三大类；内容有反映当时农副业、手工业及商业情况的，有反映当时社会生活和政治制度的，有反映当时流传神话传说的，有表现墓主的身份和享乐生活的。

寰仙源初不限紅塵

中書平章政事張珪敬題

展子虔世所罕見曾從絅師
韓宗伯所一寓目庶在庚午再見之
朱延世兄出山樓戲識歲月 董其昌

暖風吹浪生魚鱗　畫舳彷彿
西湖春錦繡　詩人兩相逐碧
山桃杏霞初勻粉垟朱檻眼
欸醉垂楊淺試偕娥鬢人間
別自有蓬島僛源之說元非
真苑橋凌空路欸轉飛流宜
下煙迷津畫船六有詩興好
嬋娟水心飛梁塵兩肩隔水
俯晴泳韶光似酒融芳晨望
中白雲無覓態我欸乘風聽
松瀨落花出洞世宣知
瑤池、上春千載

趙 嚴

时　代　隋朝
尺　寸　纵43厘米，横80.5厘米
属　性　绢本设色、青绿山水
收藏地　北京故宫博物院

公元 6 世纪晚期，经历了游牧民族的洗礼，亚欧大陆上的各古文明地区整体上都在忙于恢复和重建。

在亚洲，萨珊波斯与拜占庭帝国的战争仍然处于炽热状态，英勇的波斯军队最终更胜一筹，把萨珊王朝的文化影响力传及了西欧、非洲、亚洲的中国及印度。

连番征战带来的荣光在萨珊王朝国力的逐渐耗尽中慢慢黯淡，让罗马皇帝希拉克略看到了机会。然而双方数百次的交战，却终让阿拉伯帝国捡了便宜。

而中国，经过 300 多年的大分裂之后，北方少数民族跟南方汉人的君臣们在思维和习俗上逐渐趋同，一个新的大一统时机已然成熟，陕西人杨坚以其坚定和果断为中国拉开了一个强大盛世的序幕。

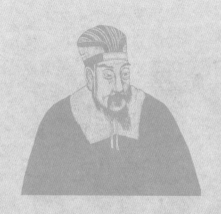

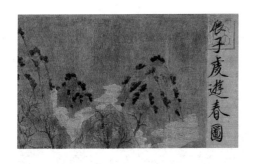

《游春图》——

方寸之地尽显千里

E 游春之兴

　　游春踏青，是中国的传统习俗之一。每当春意萌发之际，携家人或约朋友带上美酒、美食去户外踏青，是隋唐五代人生活中娱乐的必备之选。正如白居易所说"逢春不游乐，但恐是痴人"。甚至唐代从农历正月十五开始，就有人开始迫不及待地外出踏青，活动会一直持续到清明节前后，杜甫曾有"江边踏青罢，回首见旌旗"之叹。

　　对于风流儒雅的古代文人来说，在他们钟情的游春活动中，都会做些什么呢？1400多年前，一位有名无职的文官——朝散大夫展子虔以他为后世所赞叹的画笔

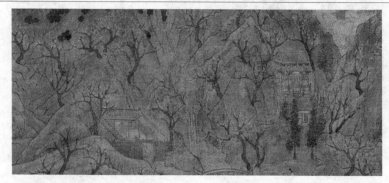

山中佛寺

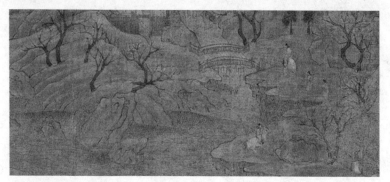

骑马游山

游湖

为我们描绘出了那场千年前的游春画面。

描春圣手——展子虔

展子虔（约545年—618年），今山东惠民何坊人，出生于东魏末期。这一时期，高氏篡魏、北周灭齐、杨坚建隋，乱世战火不断，政权更迭频繁。富有绘画天赋的展子虔潜心学艺，渴望能在安定的生活中纵情绘画。因此，当他入朝为闲暇的朝散大夫时，从不掺和党政之争，也不在意朋友的多少，凭一颗耿直的心为官之余，不断探索新的绘画技法，开创了山水画的新画法——"青绿山水"。

他的画讲究布局，层次分明。山水以青绿设色为主，激滟富丽；人物线条细劲，纤如毫发；车马入神，台阁精妙。晚年时，他辞去帐内都督之职，回归故里，以画为业，直到终老。

大型游春场景

展子虔存世作品仅有两幅，现藏于北京故宫博物院的《游春图》是他最为世所知的，开青绿山水画之端，使中国古代山水画自此成为一门独立的画科。

　　此图以全景方式描绘了广阔的山水场景，山峦起伏之中，杂以楼阁院落、桥梁舟楫，踏春赏玩的人物车马掩没其中，展示出一幅青山叠翠、湖水融融、杏桃绽开、绿草如茵的初春景象。崇山峻岭间的山间斜径之上，有人策马前奔，有人迤逦而行；山脚通幽处，两人骑马缓辔，怡然沉醉；山坳之间，佛寺深藏；湖水之中，一舟荡漾，舟上四人或立或坐，神情自得；岸边游人两两为伴，交谈甚欢。人马虽体小若豆，但却一丝不苟。

　　整幅画以自然景色为主，人马台阁为点缀，以山远景，以水衔山，传达了"远近山川，咫尺千里"的意境。画中山石树木以青绿敷色，赭石描干，靛黄点叶，色彩浓烈，晕染出了初春时节山林中的盎然生机和清丽之美，是中国早期山水画的代表之作。

▣ 传 承 有 绪

　　当酷爱书画的宋徽宗第一眼看到《游春图》后，就对之视若珍宝，盖上双龙印章并亲题"展子虔游春图"六个瘦金字。金军攻破开封时，《游春图》流出宫廷，被南宋奸相贾似道收入囊中。元朝建立后，《游春图》

又到了元成宗姐姐鲁国大长公主手中，公主命冯子振、赵严、张珪等文人赋诗卷后。元朝灭亡后，《游春图》先是收归明朝内府，后为严嵩霸占；万历年间流落民间，为苏州收藏家韩世能所收藏。

清朝建立后，《游春图》经书画收藏家梁清标和安歧等人之手被藏入内府，直到末代皇帝溥仪出宫，他将《游春图》带到长春。1945 年 8 月日本投降后，溥仪仓皇出逃，《游春图》流落于东北民间。不久，又现身北京，被大收藏家张伯驹购得。中华人民共和国成立后，张伯驹将此画无偿捐给国家。

▣⊐ 青绿山水画 ⊏▣

中国传统山水画的一种，以矿物颜料石青、石绿为主色。有大青绿、小青绿之分。前者多勾廓，少皴笔，着色浓重，装饰性强；后者是在水墨淡彩的基础上薄罩青绿。青绿山水画一般公认是隋朝的展子虔开创，其代表作品是《游春图》。明代是青绿山水画的发展高峰，涌现了很多优秀的山水画家。

《步辇图》

——一个传奇求婚使者的觐见

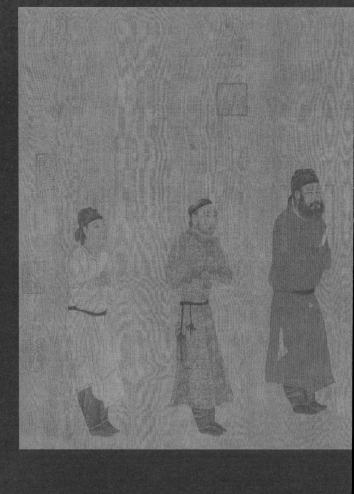

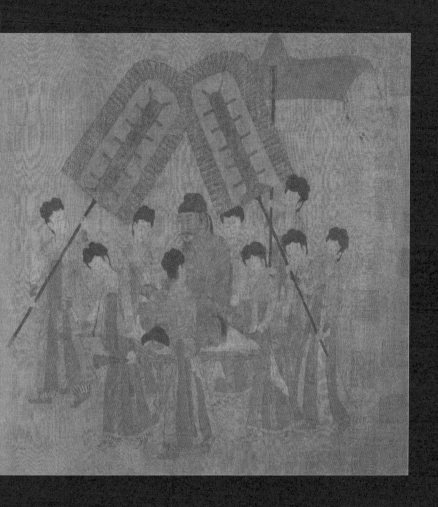

时　　代　唐朝

尺　　寸　纵 38.5 厘米，横 129 厘米

类　　别　绢本设色，工笔重彩人物画

收 藏 地　北京故宫博物院（宋摹本）

地　　位　国家一级文物，第二批禁止出国（境）展览文物之一，中国十
　　　　　大传世名画之一

上方少鬟蟣鬆墉東黎流簡新情先
腹勤為主辺暨葉周設不厚佚指步
聊聊外孫依枋房語八昙賛鳳非常
賛科稽首不救客有恭容思遑稀樣
主禮禾晝先瘦誠何以沒令歸襞寛
莊·為肵有鬼烹人心天理禹存之
閣公称本篝撞鐚建安小篆鬤色葺
有此二妙奏芳揮漏得傳寔天卑
何羊人公賛繪竺福與舒昇同於歲
壽請坎前頤湘立本膜賛圖揘八
未見與妙為恨仍乃從丁貞戍
以鬟恭末大流丁未永甚許圭倕
語

靜力居士所藏名畫法書皆皆絶
而居相閣公所作太宗步輦圖尤為善
本故後世傳之以為寶玩建安韋伯益
復以小篆識其事於後伯益用篝圓
建名閣千時承示二孝之亞歟元祐元年
三月十音汝陰張名欲題

光堂乙巳七月十三日戉赴桂
林幕府 于山陽酒次湘
西三真華科討別因
圖書峯菴崇之
頓鑑耐元祐元年四月記

元祐丙寅歲間月長沙
觀幽張市戍題

天地弥綸際華戍指掌
中今朝畫圖裹每見虹
須眉

丙寅三月同孔武仲觀荅
南楚門舟中鄧洼庫趙

元祐丙寅孟夏望日觀於 長沙
縣齋滇川張   隆佺題

古辵繫綱法度高古辵度人筆辇伯益
篆先進米南宮畫篆之富萬歷一百三
辛亥仲之望鄭璐陽宜年圭題

田促杜川上官彝同觀於元祐丙寅五月

          寮易票斂心懇或月經四蹩鬈

        玉膚乙巳五莊丁卯亭福手之害
                      涂宗儒津戍

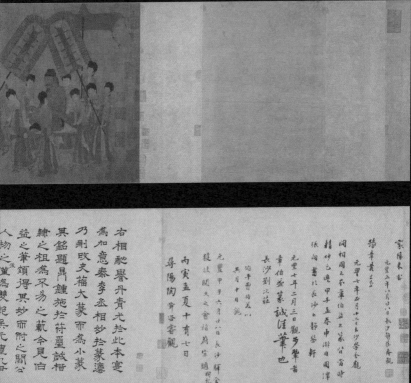

家藏畫畫
元豐五年十月十八日於丁晉卿處觀記

孫莘老題
元豐七年四月十二日於沙陽學事龍

閱相圖之不專伯時之妙盖當時
精仲之興甲子孟春申游於圖澤
依陶書於長沙之館獎新

元豐七年二月三日觀妙拏番
章伯益篆 誠 洼 筆也
長沙劉次莊

延平黃得益
其月十日觀

元豐甲午六月廿六日長沙鮮會
韓玹閱文之會拾為宗趙開亡

丙寅孟夏十有七日
尋陽陶齊昭室觀

右相勗譽丹青尤拾此本寒
焉加意秦李丞相妙拾篆邊
乃刪攺史福大篆而為小篆
其銘題鼎鍾施拾符墨誠楷
隸之祖篆不為之戴今見伯
益之筆頻得其妙而附之關公
人物之蓋為雙絕果元豐公

岫陽景鄴以讖武月經中賞鑒

田碣杜州上官奉同觀於元祐丙寅五月
林定上仲書
十八日也

絕藝信有之也而好之者少
好者有之而藏之者少藏者
有之而藏之少
之而藏之少
公好而藏之而又上藏其妙
不亦令之潛古者乎濟南

至治三年夏六月五日集賢學士同觀于蘭蕭堂云

以篆湖逸筆遠逼於蒙拾事珍
之忠晉而觀子十五峯原庚
咸公主持吐蕃鬯大春到宋
坡馬玉官而逸靈龍龍鬯到宋
愛奇瑰施之遺祿冥繁叔請
宗唐其上觀八事也枝之惜宋豐
其臺此集磬之臣宗雲
近道之陵觀於十九峯七博賴東鬯
占前合官臨石州大信奉武以損
卯主於藏縣剝石原雙文鬯接
時善佛慶之一事也親以崇朝
書十五峯喪之上觀祿冥翫生所
之品月枡料之佛鬱觀以衣曆玫
院此兩升成以喪之曾故
載墨嵐為妙翫豈當衣末赴

公元 7 世纪，历经三代人的努力，雄居东亚的唐帝国辖下 1240 万平方千米的广阔疆域，以一种全球闻名的开放气度，引发了"万国来朝"的盛况，都城长安成为当时人们向往的国际性大都市。在这座中西方商业和文化的汇集之地，人口百万，繁华异常。帝国西部，松赞干布一统青藏高原，建立起吐蕃王朝，定都逻些。出于对盛唐的仰慕之情，他遣使奉表求婚，成就了历史上一段佳话。

日本半岛上，政局的混乱引发了政变，新上台的孝德天皇以唐朝律令制度为样板，颁布改新诏书，成立了以天皇为首的中央集权国家，史称"大化改新"。朝鲜半岛上的新罗，则借助唐朝的力量灭掉百济和高句丽，新晋为地区强权。

这一世纪，同样强势崛起的还有中东阿拉伯帝国，大规模的征服活动，在西亚、北非、中亚和南亚都留下了无法磨灭的印记，永久地改变了古典时代诸文明的地理分布。

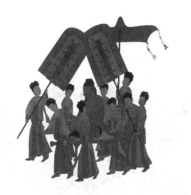

《步辇图》——

一个传奇求婚使者的觐见

一场著名的求亲

640 年，一支吐蕃求婚使团从都城逻些（今西藏拉萨）浩浩荡荡地出发，领队的是吐蕃王朝松赞干布最为信任之人——禄东赞。经过数千公里的跋山涉水，于第二年年初，禄东赞带领的求婚使团成功抵达长安。

一进长安，禄东赞就得到了消息：前来唐朝求娶公主的使团竟然还有四个！看来事情不会像出发前想的那么顺利了。果然，为了公平起见，唐太宗李世民决定出几道智力题考考五位大使，谁能胜出，谁就可以迎亲

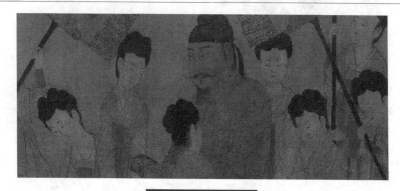

侍女环绕中的唐太宗

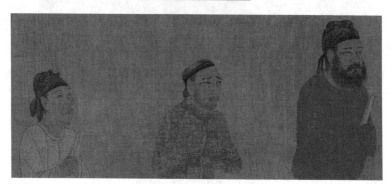

禄东赞使者（中）

公主。它们分别是：用一根柔软的绫缎穿过九曲明珠；分辨100匹母马和100匹小马之间的母子关系；一天之内杀完100只羊，揉好羊皮的同时还得喝完100坛酒；100段松木辨出根梢；夜晚出入皇宫不迷路；从一堆宫女之中辨认公主等，机智的禄东赞凭借着细心和经验一一破解难题。

唐太宗亲自接见了从五个使团中脱颖而出的禄东赞，许诺将美丽多才的文成公主嫁于吐蕃王松赞干布，甚至还要嫁宗室女于他，被禄东赞婉拒了。"六难婚使"成为传颂千年汉藏联姻的佳话，而唐太宗接见禄东赞这一历史性的时刻，被当时的大唐著名画家兼工程学家阎立本绘制了下来，就是我们今天所见到的《步辇图》。

丹青圣手阎立本

阎立本（约601年—673年），今陕西西安人，北周武帝宇文邕外孙，母亲是北周武帝宇文邕的女儿清都公主。阎立本原为秦王府侍卫，李世民登基后任刑部侍郎和将作少监，掌管宫室建筑，后官至宰相。其父阎毗（pí）就篆、草、隶书无一不精，尤擅长绘画。阎立本自小继承了家学，绘画和建筑方面更甚，深受唐太宗喜爱。初唐政坛很多历史事件都经他之手留于丹青，大唐政治中心和国家象征大明宫的设计和营造亦出自他手。

阎立本对于道释、人物、山水无所不精，其中最为人称道的是历史人物画，线条刚劲有力，神采如生，色彩古雅，人物性格鲜明，被誉为"六法皆备"，列为"神品"。

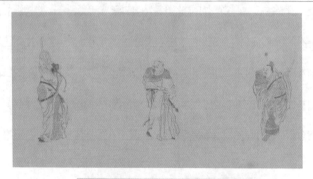

凌烟阁二十四功臣图（清康熙摹本）

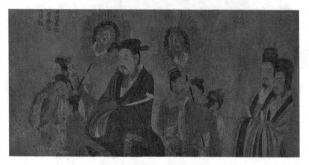

《古帝王图卷》局部

《步辇图》

在奉皇命而绘的《步辇图》里，面目俊朗的唐太宗目光深邃，神情庄重地坐于步辇之上，娇小的宫女们或执风扇，或抬步辇，簇拥周围反衬了唐太宗的威严；在身着红袍、恭敬有加的典礼官和身着白袍、紧张不安的翻译者之间，身着彩衣、略显拘谨的禄东赞就显得更加诚挚谦恭。

《步辇图》画面布局密疏分明，人物衣裙飘逸，神情举止神韵十足，局部晕染增强了人物的立体感，色块的巧妙搭配，使整幅面韵律感与视觉效果皆佳。

文成公主进吐蕃和亲时，除带去了很多中原地区的文化典籍外，还随行了很多行业的能工巧匠，为吐蕃当地的经济和文化发展起到了重要作用。而且，唐王朝和吐蕃之间在相当长一段时间内都相处和睦，边境稳定。这也为阎立本这幅歌颂古代汉、藏民族友好交往的作品提供了一个最好的佐证。

辇

古时在宫廷之内使用的，用人力拉或推的车，明以后特指帝王、皇后所乘坐的代步工具。辇本来和车一样有轮子，秦以后，帝后所乘辇车去掉车轮，由马拉改为人抬，故称作"步辇"。唐时以素白木为面，四周用皮制带子系住，大小四尺（唐制1尺为30.7厘米），有二直辕、二横竿、四小横竿、八肩竿之分。

禄 东 赞

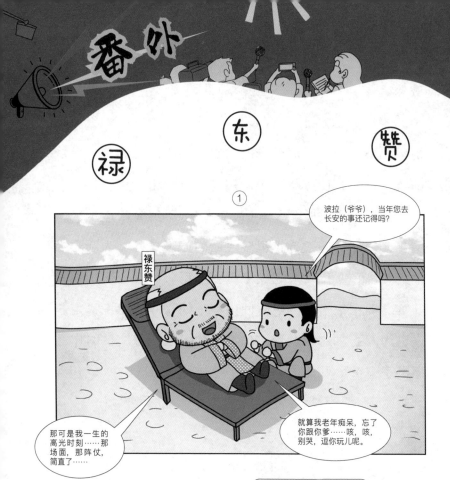

①

波拉（爷爷），当年您去长安的事还记得吗？

禄东赞

那可是我一生的高光时刻……那场面，那阵仗，简直了……

就算我老年痴呆，忘了你跟你爹……咳，咳，别哭，逗你玩儿呢。

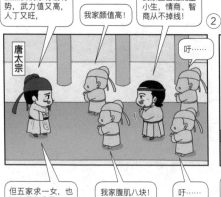

②

虽然我们家有钱有势，武力值又高，人丁又旺，

我家颜值高！

我家正当红流量小生，情商、智商从不掉线！

吁……

唐太宗

但五家求一女，也让人很为难啊。

我家腹肌八块！

吁……

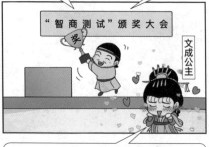

首先要感谢吐蕃赞普派我来，其次感谢父母赋予我最强大脑，最后感谢兄弟团使团的友情陪衬，才能让我顺利促成唐蕃和亲。尤其要感谢下大唐TV，使我的粉丝暴涨百万……

也请大家多多关注我们吐蕃，关注我们的顶级流量小生松赞干布，当下最火小鲜肉……

"智商测试"颁奖大会

文成公主

是啦，是啦，大叔，我的爱豆文武双全，开疆拓土，英俊非凡，身为"布丝"后援会会长，我会代表广大"布丝"照顾他，关爱他，幸福一生的……

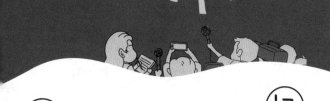

的 回 忆

你这么聪明，我太喜欢你了，怎么办呢？我封你为右卫大将军，把我家富裕的美女许你一个，咱们成为一家人吧。

药材、书籍、种子、工匠、金佛像……公主，咱家是壕，但也架不住你这么败吧。

公主，你把咱家的机密技术几乎全都带走了，这样合适吗？

③

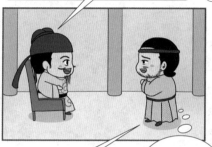

家里那个是摔跤出身，况且我家爱豆都还没娶到公主，我哪敢抢热搜。出来混，还是要有点职业操守的。

我才不干这种自砸饭碗、又掉粉的事，大把代言等着我呢。

你懂什么，我肩负使命。万一爱豆生病了怎么办？要造个新鲜东西解闷怎么办？想吃点中原的东西怎么办？再说了，千里带佛像显得我知书达礼、考虑周全。

你忘了？我就是唐蕃之间文化的化身，开放和包容是咱的家风啊。

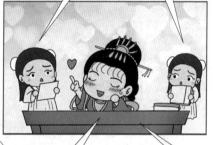

封王后、建新城、废赭面、学汉风，甚至还送各大家族子弟去长安学习，不愧是来自超级豪门的美女会长，聪慧多才，手段高明，咱家爱豆这次赚大发了。

④

我长大以后也要当大相（宰相），成豪门，娶公主！

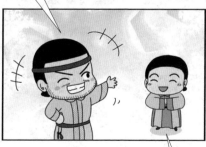

可不，咱家名声越来越响，关注度越来越高，眼红的邻居们也都消停了，见面客气着呢。

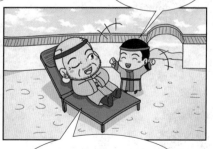

有志气！不过，等你长大咱家流量就撑不住喽，到时记得提醒你爹适时跳槽，超级豪门里还有点爷爷的老朋友，养个老还是没问题的。

《八十七神仙卷》
——大唐道教的烙印

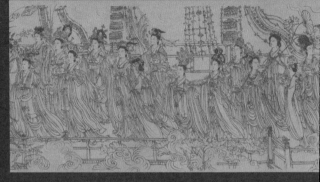

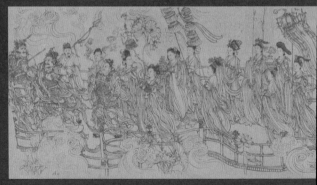

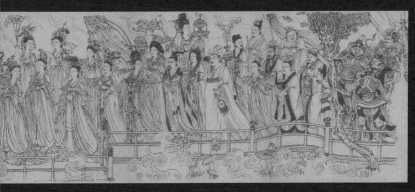

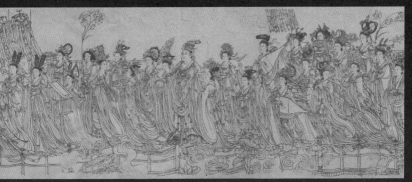

时　　代　唐朝
尺　　寸　纵 30 厘米，横 292 厘米
类　　别　绢本长卷，白描人物画
收 藏 地　北京徐悲鸿纪念馆
地　　位　镇馆之宝，中国古代白描绘画的最高水平

1936 年，正在香港举办画展的徐悲鸿在时任香港大学中文学院主任许地山的联系下，见到了正欲出售中国古字画的德国马丁夫人。

随着一幅幅字画的小心打开，激动的徐悲鸿浑然忘我。突然，一幅人物白描画让他眼前一亮：深褐色的绢画上，一队人物正随着画卷的展开而缓缓显现，那明快有力的线条，秀骨脱俗的笔法，让徐悲鸿的心不由自主地狂跳了起来。他一下子站起来，坚定地说："我就要这一幅，只要这一幅！"说完当即拿出了所有现金和随身携带的画作，恳请马丁夫人卖给他。可这幅画没有落款，中国古画不是讲究流传有序吗？疑惑的马丁夫人没有当场答应，而是在收到有关机构对徐悲鸿作品的估价后，才痛快地接受了这笔交易。

这幅古卷后来陪伴了徐悲鸿一生，他将此画定为《八十七神仙卷》，并精刻了一方"悲鸿生命"的印章，小心地印在画卷前面。当他走完人生旅途后，夫人按其遗愿，将这幅珍藏捐献给了国家。

《八十七神仙卷》——

大唐道教的烙印

E "画圣"吴道子

713 年前后，京都长安宫廷之内新来了一位内教博士，他喜好饮酒，举止洒脱，一手丹青出神入化，甚是生动。但是，这位内教博士却从不轻易提笔，除非皇上下诏。慢慢地，官人们也知道了他的名字：吴道子。

吴道子（约 680 年—759 年），今河南禹州人，幼年家贫，但学习刻苦，在绘画上极富天赋。入宫之前做过一些地方官，辞官之后就漫游洛阳，从事壁画创作。他对山水、人物、花鸟无一不精，尤擅佛教、道教人物画，曾绘制壁画 300 多幅，奇踪怪状，无一雷同。

在世人看来，他的画风格独特，运笔提顿自然，曲折圆润如"莼菜条";人物衣褶飘飘欲举,如风中举步,被誉为"吴带当风"。他的画与张旭的草书、裴旻(mín)的舞剑被当时人们称为"三绝",又因他对唐代及后世绘画的影响,后人尊称他为"画圣"。

来自剑圣的灵感

裴旻,生卒年不详,唐玄宗时期大将,因剑术高超被称为"剑圣"。

传说裴旻的母亲去世时,裴旻悲痛欲绝,为了表达自己的孝心,他去请当世著名的画师吴道子,让他在天宫寺的墙壁上画一幅超度亡魂的画。吴道子没有推辞裴旻的请求,只提了一个要求,希望裴旻能给自己表演一段剑舞,启发一下自己的创作灵感。

于是裴旻脱去丧服,手握长剑,凝神起舞。只见剑势越来越快,越来越快,突然飞入高空数十丈,瞬间又如电光下射,惊得观者无不变色。却见裴旻不慌不忙地手持剑鞘沉着一迎,只听铿锵过后,宝剑入鞘,严丝合缝。震惊过后的吴道子,没有食言,略略沉思后就挥毫作画,不久之后,一幅形神皆备的《八十七神仙卷》就呈现在裴旻面前。

吴家样

为尊显血脉的高贵及获得民间的声望和支持，唐朝自高祖李渊起，就宣传道家圣人老子为自己的始祖，尊老子为"太上玄元皇帝"。缘于此，道教在整个唐朝都因为来自皇室的尊崇而得到了很大的发展，甚至道教经典也进入了科举考试。

强盛的国力带动了文化艺术的飞跃，道教留在绘画上的烙印也不可避免。唐东西两京——洛阳和长安内国内外名家聚集，风格各异。吴道子在吸收民间和外来画风的基础上，确立了自己的风格——"吴家样"，并将之与宗教艺术相融合，创作了很多道教画作。

道教诸仙——《八十七神仙卷》

吴道子所绘的《八十七神仙卷》就以道教故事为题材，从左到右，描绘了东华帝君、南极天帝和扶桑大帝在侍者、乐队的陪同下，率领神仙、神将、真人、金童、玉女等前去朝谒道教三位天尊的情景。在曲折蜿蜒的廊桥之上，威武的神将们开道和压队，端庄肃穆的神仙们手持幡旗、伞盖、贡品、乐器，簇拥着头戴背光的帝君

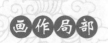

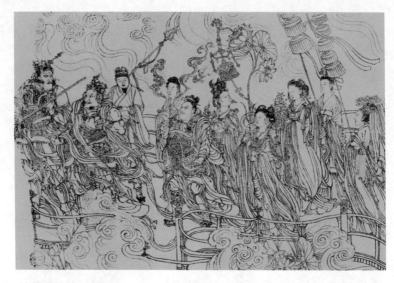

神将和天王

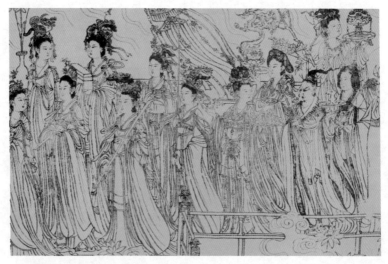

侍者和仙女

伴仙乐浩荡行进；桥下莲花盛开，祥云舒卷。

整幅画卷场面宏大，共有 3 位主神、10 位神将、7 位男仙官、67 位金童玉女。画家用白描手法，将人物焦墨勾线，略施淡彩，自然生动；线条简练优美，气韵生动，意象皆备，意境深邃辽旷，被徐悲鸿赞为"满纸生辉"的"艺术绝品"。画面虽未着色，却借由线条的虚实疏密表现出了强烈的空间感和浓重的色彩感，如行云流水，韵律十足，让观者有一种五彩缤纷的错觉。

▱ 白描 ▱

中国画技法的一种，指单用墨色线条勾描轮廓或人物而不设色。因为多用中锋直悬的线条勾勒，故最考验画家的功力。其中最为出名的派别有二：一为铁线描，以线条外形状如铁丝而名，代表画家有顾恺之、阎立本、李公麟等；二为兰叶描，因衣纹曲折如兰叶的线条而名，状如莼菜，也称莼菜描，代表画家有吴道子、马和之、马远等。

鎏金舞马衔杯银壶

——盛唐气象的见证

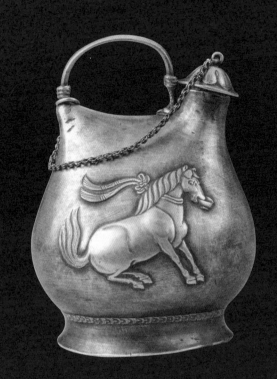

时　　代	唐朝
尺　　寸	通高 14.8 厘米
重　　量	549 克
属　　性	酒器
出 土 地	陕西西安南郊何家村窖藏
收 藏 地	陕西历史博物馆
地　　位	国家一级文物，首批禁止出国（境）展览文物之一

天宝年间，一年一度的"千秋节"再一次来临。照例，唐玄宗会在与爱妃杨玉环居住的兴庆宫举行一场盛大宴会，用来招待前来朝贺的文武百官、外国使臣和少数民族首领，觥筹交错间会以舞马助兴。

当《倾杯乐》前奏一响起，500匹身披锦缎、颈挂金铃、鬃毛系珠的骏马，就会踏着节拍跃然起舞。乐章奏到高潮，舞马们会跃上三层高的床板，旋转如飞。每到此时，领头的舞马便会衔起地上满酒的酒杯，在唐玄宗前下跪敬酒祝寿。

虽然不是第一次欣赏，但赴宴者们还是痴迷其中。盛况激发了文臣和诗人们的情感，他们纷纷写下由衷的赞美，表达自己对国家强盛的骄傲，对舞马们的喜爱。如宰相张说的"屈膝衔杯赴节，倾心献寿无疆""更有衔杯终宴曲，垂头掉尾醉如泥"，诗圣杜甫的"舞阶衔寿酒，走索背秋毫"，农学家陆龟蒙的"曲终似要君王宠，回望红楼不敢嘶"……

见证盛唐气象的

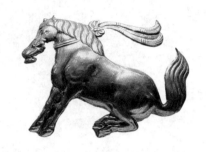

盛唐气象的

银壶

鎏金舞马衔杯银壶——

舞蹈界的"梦之队"

舞马源于西域，随张骞传入汉朝，成为一种深受士大夫阶层喜爱的项目。三国时，"舞马"迷曹植曾精心培养一匹大宛马，使它能迎合鼓点，随律而舞。魏晋南北朝时，来自西域吐谷浑的"青海骢（cōng）"成为豪门新宠。唐时，皇室对于"胡马"的喜爱，极大地扩充了舞马的队伍和表演技巧，参演的马匹越来越多，精彩程度也越来越高。

在唐朝，"舞马"可是一项标准化的贵族运动，连皇帝都会亲自制定和参与培训方案（如唐玄宗李隆基）。不计投入、不限时间的付出自然就打造出了舞蹈界的一支"梦之队"：每一匹马都经过精挑细选，俊朗雄壮，还各有其名；平日里有人精心照料饮食，就连陪它们演出的乐工都是千里挑一的俊美少年，淡黄衣衫，腰系玉带，风采照人。表演时，丝竹之声悦耳，赏目的数百匹舞马行动如一，场面甚是恢宏。高潮时突有驭手单马冲高，旋转如飞；或有力士托榻，舞马其上随乐翩翩。

不仅是马匹会舞，在唐玄宗的宴会上，甚至还能看到犀牛和白象等国外进贡的异兽起舞。它们和其他流传到后世的传奇一样，都成为大唐盛世不可磨灭的注脚。

ⴳ 一群被打死的"妖孽"

安禄山起兵后，唐玄宗弃城而逃，这批以"舞蹈"出名的"明星"们被安禄山抢走了几十匹。安禄山想仿效唐玄宗，在自己称帝时看到它们为自己祝寿。然而，人算不如天算，称帝后的安禄山很快被儿子安庆绪谋杀，不久，安庆绪又被史思明所杀。

这批对政局毫无所知的可怜舞马"明星"，流落到安禄山的一名大将田承嗣手中。没有人知道它们辉煌的过去，更没有人见识过它们的"才艺"，悲剧就这么猝不及防地发生了。

有一天，军中来了一支助兴的乐队，训练有素的舞马们听见了久违的乐曲声，不由自主地应节拍跃然起舞。然而，在场的所有人都大惊失色，他们从来没有见过会跳舞的马，这些马肯定是"妖孽"托生，会给他们带来不祥。结果，这批"明星"被活活鞭打至死。自此，盛极一时的舞马衔杯祝寿在历史长河中销声匿迹了。

② 再现舞马衔杯

1970年10月，在陕西西安何家村的一个基建工

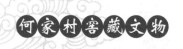

（均藏陕西历史博物馆）

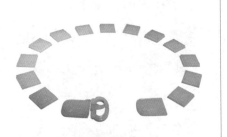

狮纹白玉蹀躞带

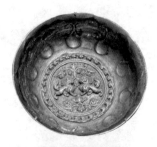

双狮纹鎏金银碗

地上，出土了一批窖藏文物，其中一件银壶上的图案让考古人员眼前一亮：壶腹双侧的舞马高大健壮，长鬃披颈，口衔酒杯，前腿斜蹬，后腿弯曲，马尾上扬，悬结于颈后的彩带流苏飘逸，动感十足。此银壶为北方游牧民族皮囊造型，圈足，整体抛光，局部鎏金；覆莲瓣式壶盖，用一条细银链连接弓形壶柄。出土时足底内墨书"十三两半"，今已不存。

"安史之乱"以后，"舞马"技艺逐渐失传，只见文字不见实物。此壶的发现，成为唯一能证明唐玄宗生日宴会上舞马衔杯祝寿的实物资料。

皮囊壶

契丹族特有的一种壶的样式，因形如皮革缝制的水囊，故名。最初为皮制，用来贮藏水或酒。形式上有带孔和提梁两种，早期壶身较短，下腹鼓肥，形如马镫而称"马镫壶"；中期以后壶身渐高，下腹渐扁平。材制上，有瓷制、鎏金银制、皮制等。

葡萄花鸟纹银香囊

——皇室贵妇们的必备品

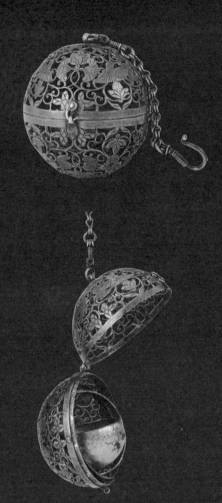

时　　代　唐朝

尺　　寸　外径 4.6 厘米，链长 7.5 厘米

属　　性　熏香器

出 土 地　陕西省西安市何家村窖藏

收 藏 地　陕西历史博物馆

公元 756 年 7 月 15 日，潼关失守后仓皇逃离长安的唐玄宗一行赶到了马嵬驿。多年安逸、奢华的生活早让唐玄宗失去了年轻时的英姿和勇气，亡命路上的种种狼狈，让他只会痛恨安禄山的忘恩贪诈和百官们的贪生怕死。幸好极度郁闷时还有深爱的杨贵妃伴在身边，轻语抚慰，让他觉得日子还有希望。

就在他刚想喘口气时，忽然听到驿站外喧哗异常，侍从惊慌地回报说国相杨国忠被将士们杀了。强压下不安，他微笑着外出安慰军士，没想到将士们半步不退，竟要处死杨贵妃。这不是要他的命吗？贵妃常居深宫怎么可能勾结叛军，他们只不过是怕平安后秋后算账罢了，非要置她于死地吗？时间在僵持中一分一秒地过去，最终是高力士的一句话点醒了他："将士安宁，陛下就安全。"

一条白绫就此结束了国色天香的杨贵妃，苍凄的唐玄宗又踏上继续逃亡之路……

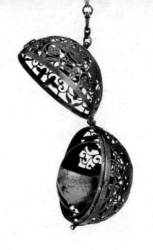

葡萄花鸟纹银香囊——

皇室贵妇们的必备品

唯香囊犹在

757年，安禄山死于其子之手，唐玄宗李隆基从四川返回长安，以太上皇身份居兴庆宫。旧景思情免不了怀念旧人，于是派人去马嵬坡祭悼杨玉环，想把她的尸首带回来好好安葬，但派去的宦官返回后，只为他带回来一个香囊，汇报说贵妃连同当年裹在身上的褥子都腐烂不堪了，"唯香囊犹在"。睹物思人，唐玄宗大哭一场，从此把香囊珍藏在衣袖里，天天带着。又命画工绘制了贵妃的肖像，张挂于别殿日日凝望，最终在愁苦郁闷中病逝于长安神龙殿。

E 唐朝奢侈品

熏香风俗在中国有着悠久的历史，古人利用香草驱除蚊虫、熏染衣物、净化空气。先秦时期就有佩戴香囊的记载，当时香囊中所使用的香料多为辟芷、秋兰。到了唐朝，太平盛世的繁华及中外交流的频繁，不但让西方的优质香料大量进入中国，还给制作香囊的材质及工艺带来了很大的变化。

盛唐时的长安城是当时中国金银器的制造中心，因此金制和银制香囊得到了唐朝上流社会的青睐，并在相互攀比中技艺更加精益求精。小巧精致的金香囊或银香囊成为当时皇室和贵族妇女争相佩戴的奢侈品，居家、狩猎、出游，必随身携带，除暗香盈袖外，还可以彰显身份。

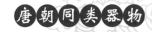

唐朝同类器物

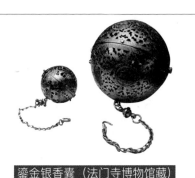

鎏金银香囊（法门寺博物馆藏）

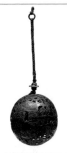

鎏金银香囊（中国国家博物馆藏）

精妙高超的工艺品

鎏金镂空银香囊外观呈球体样，由合页相连的上下两个半球组成，内有两个双轴相连的同心圆机环和一个盛放香料的金盂，大圆机环与外层球壁连接，小圆机环分别与大圆机环和香盂相连。当外球合拢时，由于重力作用，同心圆机环会保证金盂在任何角度的转动情况下，都会保持平衡而不会把香料撒落于外。

这种香球玲珑剔透，转动起来灵活自如，不仅可以置于被褥之中，还可以任意悬挂，也可带在身上，走动时香气透过镂空的寓意吉祥的纹饰自然外散，幽香四溢。香气缭绕中，清晰可见一个王朝的繁盛与奢华。

ᖰᖱ 香囊 ᖰᖱ

用来盛放香料的小袋子。常见以彩色丝线在布或绸上绣制出各种吉祥图案，缝制成大小不一、形状各异的小绣袋，内置具有芬芳香气的花草、中药粉或香料。古时用来提神、防病、辟邪及破除秽恶之气。用来制作香囊的质地种类有丝绸、布料、金、银、玉、石等。

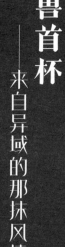

玛瑙兽首杯

——来自异域的那抹风情

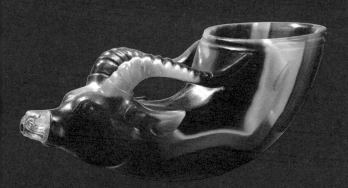

时　　代　唐朝
尺　　寸　通高 6.5 厘米，长 15.6 厘米，口径 5.6 厘米
属　　性　酒器
出 土 地　陕西西安何家村窖藏
收 藏 地　陕西历史博物馆
地　　位　国家一级文物，镇馆之宝，首批禁止出国（境）展览文物之一

1982年，围绕香港回归问题，中英双方开始谈判。为打破僵局，9月时任英国首相的"铁娘子"撒切尔夫人访华，在此期间，中国官方安排了一系列的友好活动。当时撒切尔夫人看到了一件国宝，眼睛就立马发出光来，惊叹连连，然后开玩笑地说："如果你们能把这件文物赠给英国，我就让香港早些时间回归中国。"

这件被誉为"抵半个香港"的文物就是陕西历史博物馆的镇馆之宝——兽首玛瑙杯，它出土于1970年10月5日西安郊外何家村的一个工地里。当时的工人在做着铺路前的清理工作，忽然发现前面地面陷了个洞，凑上去一看，里面好像有什么东西。于是，两只陶瓷和一个银罐在此附近先后被发现，打开之后：哇，这是哪位富人偷藏的宝藏，金灿灿的晃花了眼睛……

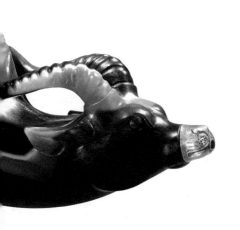

玛瑙兽首杯——

来自异域的那抹风情

大唐的酒文化

"烹羊宰牛且为乐，会须一饮三百杯。岑夫子，丹丘生，将进酒，杯莫停。与君歌一曲，请君为我倾耳听。"在"诗仙"李白挥洒的笔墨下，人们看到了专属盛唐的大气和豪迈。

由于兼容并蓄的开放式社会风气，本就融入生活的酒文化在经济和文化双重繁荣的刺激下高速发展，成为唐人日常不可或缺的内容。诗词、音乐、书法、绘画、舞蹈、饮食、服饰，无一不与酒相关。除却"国营"的"良酝署"，各式各样的酒肆遍布城镇，多姿多彩的酒旗飘扬得让人眼花缭乱。上至皇亲国戚，下至平民百姓，无一不好酒。为了招徕生意，貌美善舞的胡姬随处可见，别出心裁的下酒菜亦争奇斗艳。就连寺院和边军，都浸润着美酒的醇香。

在唐朝，人们能喝到的酒有：米酒（清酒、浊酒）、果酒（葡萄酒）、配制酒（节令酒、香料酒、松醪酒）。由于酿酒技术的进步，名酒也很多，如郢州富水、乌程若下、河中桑落、剑南烧春、河东乾和葡萄、岭南云溪博罗、宜城九酝等。酒水有称谓，酒具也讲究，甚至到了登峰造极的地步。得益于中外金银匠的交融，金、银、玉成为唐朝酒具制造的常用材质：一来可以点缀宴

同地出土同馆收藏

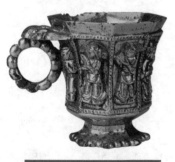

八棱带柄伎乐纹鎏金铜杯

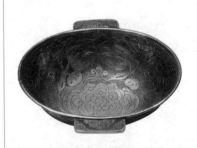

鎏金鸳鸯纹银羽觞

会的豪华，如招待外宾、款待亲朋不能小气；二来用以衬托不同酒的气质，如"葡萄美酒夜光杯""金樽清酒斗十千"。

怪不得，有人感叹，没有了酒的唐朝该多寂寞。

E 玛瑙兽首杯

这是至今所见唐代唯一的一件红色玛瑙玉雕。杯身呈角形，圆形口，牛形兽首，兽嘴镶金，圆睁的双目炯炯有神。头顶一双羚羊大角，螺纹清晰自然。美酒从杯口注入，经鲜润可爱的玛瑙，从兽嘴流出，晶莹瑰丽。

这块缠丝玛瑙以深红色、淡红色为主调，中间夹有一层淡白，纹理细腻，层次分明；兽角的雕刻运用玛瑙的天然俏色，上红下白，表现出羊角般的质感。惟妙惟肖的兽头是整器的点睛之作，粗壮有力的兽角凝结着力量与生命，形神毕肖的双眼透着窥探后的思索，动静相宜，异常可爱。

E 来源之谜

关于这件造型独特的玛瑙兽首杯产地，学术界一直存在争议。但它类如西方"来通"（希腊语）酒具却毫无疑义，这种酒具是用来向神致敬的，在中亚、西亚十分常见。

有人认为它是由作为文化交流的使者从西域带入中原的，因为西域多产缠丝玛瑙；有人说它是大康国（今乌兹别克斯坦撒马尔罕地区）在开元十六年（728年）进贡的，《旧唐书》中有载；也有人从工艺上看，认为出自居住在长安的中亚或西亚工匠之手，或是唐代工匠学习外来工艺后的杰作。

何家村唐代窖藏

指的是1970年10月在陕西西安何家村出土的窖藏文物，一共出土文物1000多件，包括金银器皿271件，银铤8件，银饼22件，银板60件，金、银、铜钱币466枚，玛瑙器3件，琉璃器1件，水晶器1件，玉带10幅，玉臂环1对，金饰品13件，另有金箔、玉材、宝石等物。这批珍宝制作工艺代表了唐代的最高水平，呈现出了浓重的多文化因素。

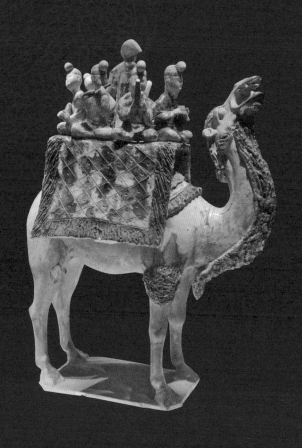

三彩骆驼载乐俑
——一张丝路巡回乐团的演出照

时　　代	唐朝
尺　　寸	通高 58 厘米，长 41 厘米
属　　性	明器
出 土 地	陕西省西安市西郊中堡村唐墓
收 藏 地	陕西历史博物馆
地　　位	国家一级文物，镇馆之宝，第三批禁止出国（境）展览文物 之一

在整个 20 世纪之前，无论是历史文献还是民间传说，都鲜有唐三彩的消息。1905 年陇海铁路洛阳路段修建时，在洛阳北邙山意外发现了一批唐代古墓，墓里出土了很多以前没见过的鲜艳陶器。当它们中的一些在北京古玩市场出现时，虽然引起了一些学者的重视，但更多的还是流失到了海外各大博物馆。

中华人民共和国成立后，随着大批基建项目的上马，出土了更多的类似陶器，它们被称为"唐三彩"，人们也开始研究它们自宋末元初就已经失传的制作技艺。1959 年 6 月下旬，从西安西郊中堡村发现的土洞唐墓中出现了一批唐三彩，里面的人、马俑及其他生活用具无不精致有加，极富生活情趣。其中的一件三彩骆驼载乐俑，以其浓郁的浪漫主义色彩、逼真写实的形象而引起轰动，继而蜚声国外，被誉为"中国唐三彩俑中的压卷之作"……

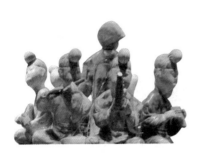

一张丝路巡回乐团的演出照

繁华丝路的主角

汉朝开通的丝绸之路到唐时已是另一番景象。由于东西方经济文化交流的频繁，海陆两条丝绸之路更为繁忙和热闹，陆上丝路沿着天山南北形成了东西交往的北、中、南三条基本干线。无数不畏艰险的使者、不怕奔波的商人、心志坚韧的僧侣、吃苦耐劳的迁徙者，借着骆驼或马匹，穿越茫茫沙漠和草原，为大唐盛世的繁华做出了不可磨灭的贡献。

丝绸之路上的重要交通工具——骆驼，尤其是双驼峰的大夏驼，在运送士兵、驮运商货时表现出来的实用性和安全性，受到了唐朝人的深度喜爱。除西域小国进贡外，唐朝人还通过贸易和战争增加着骆驼的数量，以至骆驼的身影在交通、商业、战役、诗词、绘画、手工品、随葬品中无处不在。

"胡风"震荡

唐朝时，西域沿途及各种西亚、中亚诸国的商人、工匠、艺人纷至沓来，他们带来了异域的音乐舞蹈、饮食及器皿，期望在长安城里实现自己的梦想。据《唐六典》记载，8世纪时唐王朝已经与周边300多个国家、部落和民族建立了友好、广泛的关系，84平方千米的长安城内云集了4000多户来自世界各地的异域人，他们被唐人统称为"胡人"，久居长安，遍布了当时社会的各个阶层，从事着各种职业，为唐朝"胡风"的盛行起到了很重要的推动作用。

在当时的唐人生活中，胡风印迹深深烙印，自皇室到民间，男男女女都喜欢穿胡装、食胡食、说胡语、听胡乐、看胡舞、学胡俗，外来事物的新奇刺激，无一不成为时尚潮流。

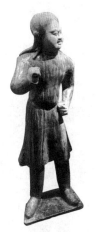

三彩牵马俑
（甘肃省博物馆藏）

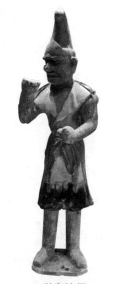

三彩牵骆俑
（甘肃省博物馆藏）

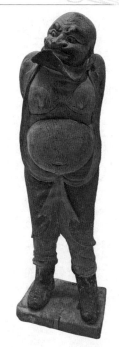

唐开元十八年彩绘胡人俑
（甘肃庆城县博物馆藏）

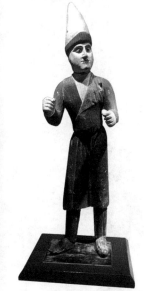

唐彩绘驼夫木俑
（新疆维吾尔自治区博物馆藏）

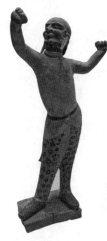

唐开元十八年彩绘胡人俑
（甘肃庆城县博物馆藏）

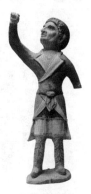

三彩胡俑首
（甘肃灵台县博物馆藏）

千年前的"巡回乐团"

盛唐当初的勃勃生机和激情，凝固在流传后世的三彩器中，成为一部活生生的唐朝生活百科。人俑、动物俑、生活用具、居室建筑，囊括了唐朝社会生活的各个层面，真实而鲜活地展示出唐朝人特有的精神面貌和艺术风采。

三彩骆驼载乐俑无疑就是一支凝固了千年时间的"巡回乐团"。丝竹之中，一场专属丝路的音乐盛宴正在进行：这支由8人组成的流动乐团以驼背为舞台，专心于自己的演奏。头戴软巾、身穿窄袖长袍的7名男乐

同地出土同馆所藏

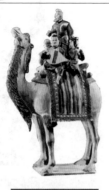

三彩骆驼载乐俑

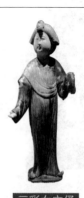

三彩女立俑

人盘腿朝外，手持笙、琵琶、排箫、拍板、筚篥、笛和箫，中间1名环发高髻、体态丰腴、窄袖长裙的女乐人正翩翩起舞。听到尽兴处，连骆驼都忍不住摇头晃脑，张口嘶鸣。乐团诸人则姿势各异，神情专注，皆为美妙音乐所陶醉。

这支烂漫、和谐的乐团由汉人所组，他们持胡人乐器，跳的是流行于唐开元天宝年间的"胡部新声"舞蹈。胡部新声传自河西少数民族地区，有别于纯粹的胡舞，在长安风靡一时。在漫漫丝路上，他们用歌舞融合百态，见证繁华，诉说辉煌。

唐三彩

一种低温铅釉陶器，始于南北朝，在唐朝因厚葬之风而达到鼎盛。釉彩有黄、绿、白、褐、蓝、黑等色，而以黄、绿、白三色为主而名。按造型分，可分为生活用具、模型、人物、动物四大类，动物中以马和骆驼居多，人物以宫廷侍女常见，釉色艳丽，造型生动。唐三彩以河南洛阳地区出土的唐三彩数量最多，质量最佳。

图书在版编目（CIP）数据

我们是历史：藏在国宝背后的故事：共 4 册 / 陈晓
敏著. —北京：北京理工大学出版社，2021.5
　ISBN 978 - 7 - 5682 - 9128 - 6

　Ⅰ.①我… Ⅱ.①陈… Ⅲ.①文物—介绍—中国
Ⅳ.①K87

　中国版本图书馆 CIP 数据核字（2020）第 192665 号

我们是历史：藏在国宝背后的故事

出 版 发 行 / 北京理工大学出版社有限责任公司

社　　　址 / 北京市海淀区中关村南大街5号

邮　　　编 / 100081

电　　　话 / （010）68914775（总编室）

　　　　　　（010）82562903（教材售后服务热线）

　　　　　　（010）68948351（其他图书服务热线）

网　　　址 / http://www.bitpress.com.cn

经　　　销 / 全国各地新华书店

印　　　刷 / 雅迪云印（天津）科技有限公司

开　　　本 / 880 毫米 × 1230 毫米　　1/32

印　　　张 / 22

字　　　数 / 334 千字　　　　　　　　　　　　责任编辑 / 田家珍

版　　　次 / 2021 年 5 月第 1 版　2021 年 5 月第 1 次印刷　　文案编辑 / 申玉琴

审　图　号 / GS（2020）5358号　　　　　　　　　　责任校对 / 刘亚男

定　　　价 / 168.00元（共 4 册）　　　　　　　　　责任印制 / 李志强